ERIC STANDOP
Dirk Weber | Birgit Dickemann-Weber

FACE FOOD

Gesicht lesen | Gesund essen

Liebe Sigrid,

ein Lachen ist der kürzeste Weg zu einem Menschen

Danke

Restart Life Publishing

ANFANG

》 Am Anfang war *DIE TAT*. 《

GOETHE

VORWORT

Wir alle haben eines gemeinsam: Unsere Individualität! Schon deshalb ist es Unsinn, zu glauben, dass wir alle die gleiche Art von Essen benötigen. Und doch möchten uns zahlreiche Ernährungskonzepte glauben machen, dass nur diese oder jene Richtung der Weg zur alleinigen Glückseligkeit darstellt.

Ernährungswissenschaftler konzentrieren sich in ihren Studien und Publikationen auf harte Fakten. Oft mit unterschiedlichen Ergebnissen und Auslegungen. Auch werden gerne die Lebensumstände und der Gefühlsbereich des Einzelnen außer Acht gelassen.

Essen ist jedoch etwas sehr Persönliches. Ein emotionales Thema. Für viele ist der Supermarkt ein Tempel, ein fast heiliger Ort. Unsere Küchen sind kleine Kirchen. Ernährungsberater und Fernsehköche unsere Propheten. Doch was prophezeien oder predigen sie uns? Ist dies unsere Realität?

Wem können wir noch vertrauen? Wer sagt uns, wie wir uns richtig ernähren? Wir wünschen uns klare Richtlinien, eine Orientierung und höhere Instanz in Sachen Ernährung.

Diese Autorität gibt es bereits. Sie ist Jahrtausende alt, erprobt und unbestechlich: Unser Körper!

Ihm können wir tatsächlich vertrauen. Seine Berater sind unsere Augen, unser Gefühl und der gesunde Menschenverstand.

Der Körper ist keine Maschine, die sich nach Belieben steuern lässt. Er ist kein Befehlsempfänger. Im Gegenteil: Er ist es, der uns Lektionen erteilt, wenn wir nicht auf uns achten. Wenn wir jedoch bereit sind diese zu lernen, können wir davon nur profitieren. Der Volksmund sagt: Wer nicht hören will, muss fühlen! Vor dem Hören und Fühlen kommt aber das Sehen. Wir blicken in den Spiegel und erkennen, welche Spuren das Leben in unserem Gesicht hinterlassen hat. Auch unsere Ernährung spiegelt sich darin wider.

FACE FOOD verrät uns, auf welche Zeichen wir dabei zu achten haben.

Dieses Buch will beraten, inspirieren und begleiten. Mut machen - nicht maßregeln. Es will nicht mit bloßen Fakten überhäufen. Vielmehr begeistern für ein großes persönliches Abenteuer: Die Ernährung von ihrer natürlichen Seite angehen. Den Körper noch einmal neu erfahren!

Ihr Eric Standop

FACE FOOD // GESICHT LESEN. GESUND ESSEN.

1 ERKENNTNIS

10	**Altes Wissen noch immer aktuell**
10	*Du bist, was du isst!*
13	*Weisheiten der Ernährung*
16	*Ernährung als Teil der Ordnung*
17	*Essen als Therapie*
20	*Essen als Ereignis*
22	*Von der Erkenntnis zur Verwandlung*
24	**Kleine Geschichte der Antlitzdiagnostik**
28	**Übersäuerung und Verschlackung**
29	*Verschlackung schön verpackt*
31	*Sauer ist nicht lustig*
34	*(K)rank und schlank*
36	**Zeichen falscher Ernährung**
38	*Zeichen im Gesicht*
42	*Zeichen am Körper*
46	**Diät und Fasten**
47	*Die Diät*
49	*Das Fasten*
51	*Abstinenz statt Fasten*
52	*Von Waage auf Gefühl umstellen*
54	*Zahlen – wie immer ohne Gewähr*
56	**Die Erkenntnis zur Entgiftung**

2 ENTGIFTUNG

60	**Vor dem Neubeginn**
60	*Entgiftung als Reinigung*
61	*Säureüberfrachtung*
62	*Wo steckt die Säure?*
66	**Die 14 Tage Entgiftung**
67	*Unser Plan*
70	*Essen und Getränke*
73	*Verhaltensregeln*
74	*Zu guter Letzt*
76	*Auf einen Blick*
79	**Entgiftung und Kochen**
80	*Rezepte für die Entgiftungsphase*
86	*Entgiftung und dann?*

3 ERNÄHRUNGSUMSTELLUNG

90	**Ernährung und Stoffwechsel**
90	*Stoffwechsel*
90	*Stoffwechselstörung*
93	*Übersicht von Störungen*
99	**Erkennen von Stoffwechselstörungen**
99	*Erste optische Zeichen*
100	*Gefühlte Hinweise*
101	*Was das Gesicht verrät*
105	**Die drei Grundtypen**
106	*Stoffwechselstörung bei Kohlenhydraten*
108	*Stoffwechselstörung bei Eiweiß*
110	*Stoffwechselstörung bei Fetten*
114	**Dein Gericht steht im Gesicht**

4 ERSTE WOCHE

- 120 **Die Erste Woche**
- 122 **Morgens**
- 123 *Vollkorn-Apfel-Müsli*
- 124 *Vollkornbrot mit Honig*
- 124 *Fruchtaufstrich*
- 125 *Dattel-Brotaufstrich*
- 126 *Forellenfilet-Creme*
- 126 *Rucola-Tomaten-Aufstrich*
- 127 *Gemüse-Brotaufstrich*
- 128 *Frischer Gemüsedrink*
- 128 *Karotten-Ingwer-Drink*
- 128 *Getreide-Kokos-Drink*
- 130 **Mittags**
- 131 *Spaghetti auf Tomaten-Parmesan-Marinade*
- 132 *Couscous-Fisch-Päckchen*
- 134 *Asia-Hähnchen-Pfanne mit Wildreis*
- 136 *Penne mit Zucchini-Auberginen-Gemüse*
- 139 *Mexikanische Gemüse-Hackfleisch-Pfanne*
- 140 *Pikanter Couscous-Gemüse-Salat*
- 143 *Vollkorn-Pasta mit Flusskrebsen auf Rucola*
- 144 **Abends**
- 144 *Hähnchen-Germüse-Spieße*
- 147 *Pilzpfanne mit Petersilie und Minze*
- 149 *Fisch auf eingelegtem Spargel*
- 150 *Kasseler mit buntem Krautsalat*
- 152 *Gemüsetaler*
- 155 *Gebratene Ente auf Feldsalat*
- 156 *Antipasti aus dem Backofen*
- 159 **Zwischendurch**
- 159 *Kürbis-Ingwer-Suppe*
- 160 *Kokos-Lauch-Suppe*
- 163 *Tomatensuppe*

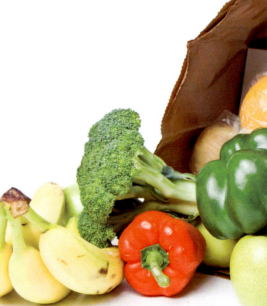

5 SCHLUSS

164 **Schlussgedanke**
166 **Autoren**
170 **Literaturnachweise**
172 **Impressum**

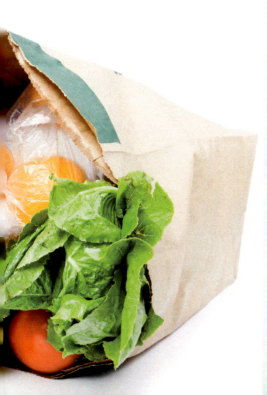

SYMBOLERKLÄRUNG

Diese Symbole machen FACE FOOD noch übersichtlicher und leiten uns durch die folgenden Seiten:

EMPFEHLUNG
Ein Ratschlag ist unverbindlich. Jedoch symbolisiert der grüne Apfel immer den Weg zur Problemlösung.

ACHTUNG
Hier ist Vorsicht geboten. Das feuerrote Chili warnt uns vor Ernährungsfehlern.

AUFFORDERUNG
Der Kompass weist den Weg. Hier finden sich Aufgaben, Notizen und Beobachtungen, die uns weiterhelfen.

INFORMATION
In Büchern steckt oft viel Weisheit. Das Symbol erscheint immer dann, wenn Wissenswertes und Zitate aus vergangener Zeit herausgestellt werden.

ERKENNTNIS

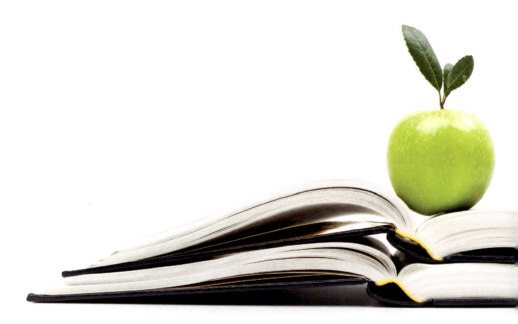

》 Wir leben nicht, um zu essen. Wir essen, um zu *LEBEN.* 《

SOKRATES

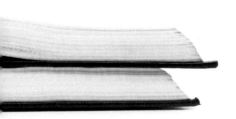

ALTES WISSEN NOCH IMMER AKTUELL

D U BIST, WAS DU ISST!

Seit es die zivilisierte Menschheit gibt, wird auch über Ernährung nachgedacht, philosophiert und geschrieben. So wussten bereits die großen Gelehrten der Antike, dass überreichliche Mahlzeiten auf jeden Körper wie Gift wirken. Der menschliche Organismus reagiert darauf irritiert und entwickelt die hierfür typischen Krankheiten.

In der heutigen Zeit verdienen viele „Ernährungspäpste" Unsummen damit, dass sie scheinbar revolutionäre Essenspläne schmieden und die Ernährungslehre völlig neu erfinden.

Ob man ihnen nun Glauben und Geld schenkt oder nicht: Das Bedürfnis, sich gesund zu ernähren, hat in den vergangenen Jahren erheblich zugenommen – die Pflicht dazu aber auch. Denn die häufigsten Krankheiten sind direkte oder indirekte Folgen von fehlerhafter Ernährung. Insgesamt nimmt die Zahl der ernährungsbedingten Leiden ständig zu.

Übergewicht, Bluthochdruck, Herz-Kreislaufprobleme, Verstopfung, Gicht oder Fettstoffwechselstörungen gehören inzwischen zu unserer Wohlstandsgesellschaft und werden bisweilen einfach als gegeben hingenommen. Mit die häufigsten Todesursachen sind Gefäßverkalkung, Bluthochdruck, überhöhte Blutfettwerte, Herzinfarkt und Schlaganfall. Die wahren Ursachen hierfür werden nur selten ernsthaft unter die Lupe genommen: Fehlernährung, Verschlackung und chronische Verdauungsschwäche.

Auf den Körper hören und genau hinsehen

Damit diese Krankheiten nicht Teil unseres Lebens werden, tun wir gut daran, uns mit unserer Ernährung auseinanderzusetzen. Es könnte völlig ausreichen, den eigenen Körper zu beobachten, seine Signale wahrzunehmen, zu verstehen und die Hinweise umzusetzen. Einfach wieder auf den Körper hören und nicht mehr die Augen verschließen! Vielen von uns ist hierfür jedoch das Bewusstsein verloren gegangen oder war noch niemals vorhanden. Die gute Nachricht ist, dass wir es aber durch tägliches Üben zurückgewinnen können.

SELBSTWAHRNEHMUNG

Wir betrachten uns für einen kurzen Moment vor dem Spiegel. Jetzt schließen wir die Augen. Alle Erlebnisse und Gefühle, auch die Mahlzeiten der vergangenen Woche, lassen wir vor unserem inneren Auge Revue passieren.
Danach öffnen wir die Augen und betrachten uns aufmerksam im Spiegel. Wir begutachten unser Gesicht genau. Können wir bereits die Spuren unseres Lebenswandels erkennen?
Wir wiederholen diese Übung nun täglich und halten Veränderungen schriftlich fest. Wie sieht der Blick aus und welche Farbe hat die Haut? Gibt es Schatten, neue Falten oder verändert sich das Gewebe?

Wie wenig Zeit, Raum und Bedeutung der Ernährung beigemessen wird, lässt sich an einem Besuch beim Arzt erkennen. Viel zu selten ist die Ernährung das zentrale Thema einer Sprechstunde, selbst wenn direkte Folgen einer fehlerhaften Nahrungsaufnahme wie Sodbrennen oder Verstopfung der Grund des Arztbesuches sind. Viel zu häufig wird an den Symptomen gearbeitet, nicht an der eigentlichen Ursache. Das Verabreichen eines akuten Gegenmittels geht im besten Falle mit dem Abraten bestimmter Nahrungsmittel für die nächsten Tage einher. Eine echte Beratung nimmt jedoch Zeit in Anspruch. Zeit zum Erklären, aber noch mehr zum Zuhören. So ist ein komplettes Umdenken erforderlich, das zu einer Änderung der gesamten Lebensweise führen könnte.

Neben der fehlenden Ausbildung, unzureichenden Kenntnissen und dem Zeitdruck ist allerdings auch auf Seiten der Patienten nicht immer der Wille da, grundlegend die eigene Ernährung auf den Prüfstand zu stellen oder gar zu ändern.

Wer beschäftigt sich schon wirklich gerne mit sich selbst? Es gibt doch immer einen Termin, der wichtiger ist. Und außerdem: Falsch ernähren – das machen andere, doch nicht wir! Wir nehmen eben nicht gerne Ratschläge an, besonders wenn es um das Essen geht.

Entscheiden sich Menschen dennoch zu einer Ernährungsumstellung, wünscht sich die große Mehrheit einen effizienten Plan an der Hand, eine unkomplizierte Anleitung, mit der sie von heute auf morgen und ganz nebenbei alles besser machen können.

Ernährung ist so individuell wie der Mensch

Solche Regeln gibt es im Grunde auch. Sie sind leicht verständlich und lassen sich jederzeit umsetzen. Eines ist jedoch entscheidend: Der eigene Wille und die Bereitschaft, sich mit sich selbst und seinen Gewohnheiten auseinanderzusetzen. Schon die alten Gelehrten kannten diese Regeln, die bis heute ihre Gültigkeit nicht verloren haben.

FÜNF ALTE ERNÄHRUNGSREGELN

1. Vielseitig, nicht einseitig ernähren
2. Täglich reichlich Obst und Gemüse
3. Reichlich Flüssigkeit trinken
4. Wenig Fett und Süßes
5. Dem Essen viel Zeit einräumen

Noch heute wird vermutlich jeder Ernährungswissenschaftler diese Grundregeln vorbehaltlos unterstützen. Sie bilden ein fertiges Gerüst für jede individuell abgestimmte Ernährung. Denn eines vorab: Die eine und für alle richtige Ernährung gibt es nicht! Ernährung ist so individuell wie der Mensch. Sie muss auf verschiedene Faktoren abgestimmt sein. Entscheidend sind Alter, Geschlecht, Veranlagung, auch Lebensumstände wie Arbeit, Bewegung, bereits vorhandene Krankheiten oder Mangel. Selbst der Ort, an dem wir leben, spielt für die richtige Ernährung eine wichtige Rolle. Ist es beispielsweise dort heiß oder kalt? Feucht oder trocken? Welches Klima herrscht also und welche Auswirkungen hat dies auf uns? Auch die dort vorherrschende Kultur will berücksichtigt sein und nicht zuletzt die Verfügbarkeit von Nahrung. Den gut bestückten Supermarkt finden wir nicht an jedem Punkt dieser Erde. Nur eine Sache ist an jedem Ort gleich, unverändert und einmalig. Diese Konstante sind wir selbst. Während die Einflüsse und Faktoren um uns wechseln, sind wir immer noch ein und dieselbe Person. Der Ausdruck dieser Individualität ist unser Gesicht. Es liefert uns die wirklich wichtigen Informationen, die bei der Ernährung eine Rolle spielen. Es verrät uns, wie gut oder schlecht wir uns versorgen, wo Mangel oder Überfluss herrscht. Kurz: Welches die passende Ernährungsweise ist!

VERGLEICHEN LERNEN

Die Ernährung spiegelt sich auch im Gesicht wider. Stellen wir uns einfach wieder vor den Spiegel und prüfen unser Aussehen am Morgen nach einem ausschweifenden Festmahl. Finden sich Schwellungen im Gesicht? Farbliche Veränderungen oder dunkle Ränder unter den Augen?
Notieren wir nun unsere Beobachtung oder machen ein Foto. Jetzt vergleichen wir dies mit unserem Aussehen nach mehreren Tagen gesunder Ernährung ohne Genussgifte und mit viel Bewegung.

Worin unterscheiden sich die Gesichter?
Hinweis: Sollte die Unterscheidung für den Anfang zu schwer sein, so vergleichen wir unser Gesicht nach einer durchfeierten Nacht mit dem nach einer mit langem und ruhigem Schlaf. Jetzt erkennt auch das ungeübte Auge: Dein Gesicht ist, was du isst (oder trinkst).

NOTIZEN:

_____
_____
_____
_____
_____
_____
_____
_____
_____
_____
_____
_____
_____
_____
_____
_____
_____
_____
_____
_____

WEISHEITEN DER ERNÄHRUNG

„Wer stark, gesund und jung bleiben möchte, sei mäßig, übe den Körper, atme reine Luft und heile sein Weh eher durch Fasten als durch Medikamente". Diese Zeilen stammen nicht von einem neuzeitlichen Ratgeber, sondern sind aus der Feder des berühmten Arztes des Altertums und Begründers der Medizin als Wissenschaft, Hippokrates von Kos (460-370 v.Chr.). Weiter mahnte er:

„DER MENSCH SOLL NICHT ÜBERSÄTTIGEN UND NICHT ÜBERMÜDEN."

Auf die Regeln der Antike besann man sich auch im Mittelalter. Mönche, besonders aber kräuterkundige Frauen innerhalb und außerhalb der Klostermauern wussten um heilende Wirkstoffe in der Nahrung. Allen voran die Benediktinerin und Universalgelehrte Hildegard von Bingen (1098-1179), die mit ihren Schriften, Lehren und ihrer Tatkraft schon zu Lebzeiten Berühmtheit erlangte. Menschen wie sie bewahrten das Wissen dieser Epoche und zahlten, der Hexerei verdächtig, oft mit ihrem Leben dafür. Der Begriff Kräuterhexe ist bis heute eine bekannte und mittlerweile positiv besetzte Bezeichnung. Ihr Wirken war für viele Kranke und Leidende wie ein Licht in einer dunklen Zeit. Aus dieser entstammt auch die grundlegende Regel:

„NACH DEM ESSEN SOLLST DU RUH'N ODER TAUSEND SCHRITTE TUN!"

Wir halten uns nur zu gerne an den ersten Teil des Merkspruchs, doch galt dieser im ursprünglichen Sinne nur für Erkrankte und ans Bett gefesselte Menschen. Für die Mehrheit ist die Anweisung klar: Wenn wir gegessen haben, ist danach Bewegung oberstes Gebot. Wer jedoch einen Verdauungsschlaf nach den Mahlzeiten benötigt, zeigt damit einen „Vergiftungszustand" des Körpers. Da war ein Zuviel des „Guten", das der Organismus nur noch erschöpft verarbeiten kann.

VERDAUUNGSSPAZIERGANG

Die Zeit für einen kurzen, aber wohltuenden Spaziergang nach einem üppigen Mahl sollten wir uns gönnen. Wir regen die Verdauung und den Stoffwechsel an und stärken unsere Muskeln. Wer von der einen sitzenden Tätigkeit, dem Essen, zur nächsten, der Schreibtischarbeit, übergeht, schädigt seinen Körper. Nehmen wir uns ab sofort vor: Der Nachtisch für unser Essen ist Bewegung!

„NICHT ALLES, WAS DER GAUMEN BEGEHRT, IST GESUND, DRUM SEI WEISE UND KEIN HUND."

Ein Merkspruch, der uns wirklich nachdenklich machen sollte. Oft ist es der Instinkt des Tieres, das es vor schlechter Nahrung Halt machen lässt, während wir unser Gespür scheinbar unserem Verstand geopfert haben. Doch auch diesen viel öfter

einzuschalten und zu nutzen, sollte unser Anliegen sein. An hilfreichen Hinweisen mangelt es nicht.

Alle großen Kulturen besitzen die Weisheit um die Nahrung und haben diesbezüglich Regeln erstellt, die es einzuhalten gilt, will man den Körper nicht unnötigem Stress und Krankheiten aussetzen. Wir finden diese Hilfe nicht nur in den Lehren asiatischer Kulturen wie den Chinesen, Japanern oder Indern. Auch wir Europäer besitzen diese Weisheit als Teil unserer Zivilisation. Wir haben sie nur in Vergessenheit geraten lassen und müssen uns heute oft von zum Teil fremdländisch anmutenden Ernährungsregeln wieder auf den Pfad der Gesundheit locken lassen.

Nicht umsonst ist die ayurvedische Lehre, die Fünf-Elemente-Ernährung oder das bunt aufgepeppte Angebot moderner Anbieter so verlockend für uns. Dabei wäre ein Blick in unsere eigene Vergangenheit ebenso hilfreich.

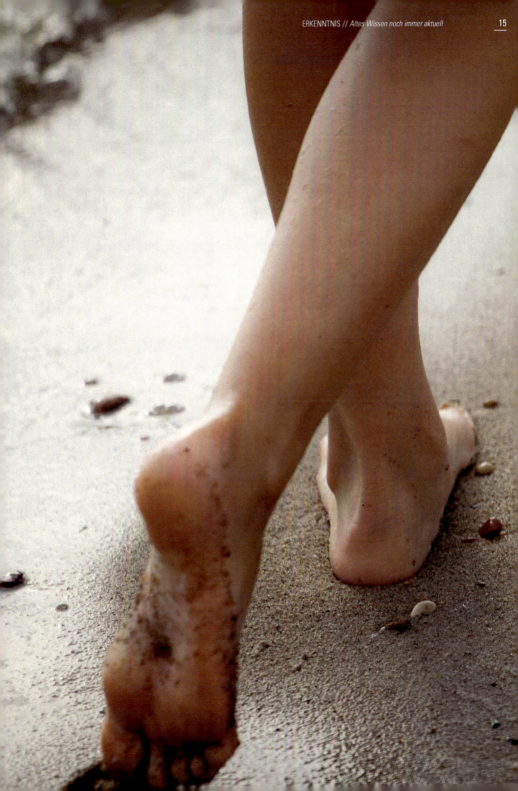

ESSEN ALS TEIL DER ORDNUNG

Für ein gesundheitsbewusstes Leben und eine entsprechende Ernährung wurde bereits in der Antike eine Ordnung festgelegt, die wir mit dem Begriff Diaita verbinden. In ihr sind die Lehren zur Pflege, Erhaltung und Wiederherstellung der Gesundheit zusammengefasst. Sie galten den Ärzten des Altertums als fundamentale Richtlinien. Diese beeinflussten in der Folge weitere Epochen und führten im Hochmittelalter dazu, dass sich eine ganz eigene Literaturgattung mit der Thematik befasste.

In Kalendern wurde bereits um die Jahrtausendwende festgehalten, wann welche Art der Ernährung dringend geboten ist. Die so genannten „diätetischen Kalender" betonten auch die Bedeutung der Hygiene und des Schlafes und gaben wertvolle Informationen über eine gesunde Lebensweise. Für die Heilkundigen des Mittelalters war eine gesunde Ernährung somit eine, aber nicht die alleinige Maßgabe. Sie gehörte zu den sex res non naturales. Damit gemeint sind sechs Dinge und Umstände, die dem Menschen nicht angeboren sind, aber Einfluss auf ihn nehmen. Es liegt an uns, zuerst die Ernährung, aber eben nicht nur diese, positiv zu gestalten und so ein gesundes Leben zu führen.

REGIMINA SANITATIS (LENKUNG DER GESUNDHEIT)

1. Luft (Aer). Atme immer ausreichend Frischluft. Lebe in einer sauberen Umwelt. Dazu gehört viel Licht, frisches Wasser und Sauberkeit.

2. Essen und Trinken (Cibus et potus). Ernähre dich maßvoll. Eine wichtige Grundlage ist das Einhalten der Fastenregeln, das Meiden von Suchtmitteln und die Einnahme von reichlich Flüssigkeit.

3. Bewegung und Ruhe (Motus et quies). Schaffe eine Balance zwischen Aktivität und Passivität. Das Gleichgewicht von Ruhe und Bewegung erstreckt sich auch auf die Arbeit.

4. Schlafen und Wachen (Somnus et vigilia). Schaffe einen gesunden Rhythmus, was dein Schlafverhalten angeht. Schütze dich vor Lärm, meditiere und meide Exzesse.

5. Füllung und Entleerung (Excreta et secreta). Halte deine Körpersäfte rein. Pflege den Stoffwechsel und beobachte aufmerksam Stuhl, Harn und Schweiß.

6. Gemütsbewegungen (Affectus animi). Pflege ein kultiviertes Leben. Strebe eine innere Ruhe an. Dabei helfen Kreativität, Philosophie und Religiösität oder Spiritualität. Stärke ein Leben lang deine geistigen Kräfte.

ESSEN ALS THERAPIE

Über Jahrhunderte lehrte uns die Erfahrung, dass eine Behandlung der Kranken durch eine jeweils individuelle und spezielle Diät zu erfolgen hat. Diese Erkenntnis kommt in ihrer Bedeutung heute noch immer viel zu kurz.

Was wir unter dem Begriff Klostermedizin verstehen, ist nahezu gleichzusetzen mit den Verhaltensregeln beim Essen, die große asiatische Kulturen pflegen. Wir haben noch immer Berührungsängste mit diesen Regeln, da uns häufig die wissenschaftliche Prüfung fehlt und wir sie deshalb als antiquiert betrachten und ungerechtfertigterweise ablehnen.

Oft betrachten wir gar die Menschen aus früheren Epochen als eingeschränkt im Wissen, als Halbgebildete, oft gar als Wilde. Das ist schon deshalb interessant, da viele Empfehlungen der modernen Ernährungsmedizin von der Weisheit alter Regeln profitieren oder zumindest inspiriert wurden. Im Laufe der europäischen Entwicklung hat die Schulmedizin die Führung im Aufstellen von Ernährungsregeln übernommen und dabei alte Wahrheiten in Vergessenheit geraten lassen.

Interessanterweise zeigen sich viele Parallelen zwischen den asiatischen Ernährungsregeln und denen der Klosterheilkundigen. So wurden die Körpersäfte (Blut, Schleim, schwarze und gelbe Galle) auch hierzulande den Elementen (Luft, Wasser, Feuer und Erde) zugeordnet. Auch wurden die Lebensmittel mit Eigenschaften versehen wie wärmend, kühlend, befeuchtend oder trocknend. Die richtige Ernährung sollte für eine Balance zwischen den Körpersäften und damit für Heilung sorgen.

Mönchskranz und Geheimratsecken

Doch schon damals erfreuten sich einige wenige an einem Nahrungsüberangebot und der Völlerei, die nicht zuletzt als eine große Sünde angesehen wurde. Der mit Worten wie „Mönchskranz" oder „Geheimratsecken" beschriebene Haarverlust von Männern gibt klare Hinweise, welche „Berufsgruppen" sich einer solchen genussreichen, aber letztlich schädigenden Ernährungsweise hingaben.

Die große Mehrheit erlaubte sich nur an wenigen Tagen im Jahr ein Festessen, das für viele unserer heutigen Zeitgenossen ein tägliches Muss darstellt. Fleisch von Vierfüßern blieb damals zumeist nur den Kranken vorbehalten, während sich die Gesunden mit Fisch und Geflügel begnügten. Auch der äußerst seltene Genuss von Süßigkeiten wirkte sich positiv auf die Ernährung aus. Übergewicht war in weiten Teilen der Bevölkerung überhaupt kein Thema.

Mönchskranz *Geheimratsecken*

HAAR(LOSE) PRACHT

In den zurückliegenden Jahrzehnten hat die Anzahl der Männer mit frühzeitigem Haarverlust oder Glatze erheblich zugenommen. Vergleichen wir die männliche Haarpracht auf Fotos oder Spielfilmen der 50er Jahre mit heute. Ist es nicht so, dass wir damals fast keine jungen Männer mit Haarverlust finden, aber viele ältere Herren mit üppig grauweißem Haar? Was hat sich seitdem verändert? Ganz sicher der Wohlstand und damit unser Essverhalten:

Fastfood, die tägliche Portion Fleisch und der Missbrauch an Genussmitteln.

Neben dem Inhalt der Nahrung achtete man in den Klöstern auch streng auf die Einhaltung des Zeitpunkts der Einnahme. Immer zur gleichen Zeit die Nahrung aufzunehmen, bedeutete für den Körper eine Art ritualisierte Sicherheit. Er konnte sich darauf einstellen und dankte es mit einem Mehr an Gesundheit. War die Sonne erst einmal untergegangen, so war auch der Tisch nicht mehr gedeckt. Denn am späten Abend konzentrierte sich das klösterliche Leben auf andere Inhalte.

Stress beim Essen war somit unbekannt, nur Ruhe und viel Zeit. Ebenso wurde im Kloster zumindest bei Tisch nicht gesprochen. Das Essen stand im Mittelpunkt, nicht mehrere Dinge gleichzeitig.

Kein Wunder also: Wenn die Menschen früher erkrankten, suchten sie Hilfe in den Klöstern. Dort wirkten nicht nur Sachkundige, auch die Gärten der Klöster boten eine Vielzahl von Heilkräutern. Doch nicht nur diese kamen auf verschiedenen Wegen zum Einsatz. Das Essen selbst wurde als Therapie eingesetzt. Mit einer veränderten Ernährungsweise wurde so den unterschiedlichsten Krankheiten begegnet, Vorbeugung geleistet und die Menschen geheilt. Hunderte Jahre zuvor brachte es der Leitsatz von Hippokrates auf den Punkt:

„DEINE NAHRUNG SOLL DEIN HEILMITTEL SEIN!"

Heute tun wir uns, die angeblich aufgeklärten Konsumenten und Patienten, sehr schwer mit dieser Sichtweise. Wir nehmen nicht gerne Vorschriften an, gerade wenn es um das Essen geht. Gerne schieben wir gesundheitliche Probleme auf die Gene und damit auf die Vorfahren. Ein Zusammenhang mit der eigenen Ernährung wird dabei gerne ignoriert.

Viel lieber greifen wir bei auftretenden Problemen auf Medikamente oder andere vermeintliche Errungenschaften zurück. Diese versprechen schnelle und unkomplizierte Abhilfe. Mit wissenschaftlichen Erkenntnissen verlängern wir, trotz ernsthafter chronischer und zumeist fehlernährungsbedingter Leiden, unser Leben bis ins salomonische Alter.

Lebenserwartung steigt – Lebensqualität sinkt

Doch stellt sich hierbei die Frage: Ist der Weg bis zum Ableben dann noch ein lebenswerter? Viele Menschen schleppen sich, je älter sie werden, in einem halbgesunden bis invaliden Zustand durch ihre letzten Jahre. Auch wenn die Lebenserwartung in den vergangenen Jahrzehnten deutlich angestiegen ist, die Lebensqualität sinkt. Ein fundamentaler Grund hierfür ist fehlerhafte Ernährung. Sie ist in unserer Gesellschaft lediglich auf Genuss ausgerichtet. Sie befriedigt Appetit und die verborgenen oder offen liegenden Süchte der Menschen. Diese werden von einer gigantischen Maschinerie, der Nahrungsmittelindustrie, weiter gefüttert und gefördert. Täglich befriedigt fast jeder von uns eine tief verankerte Sucht. Süßigkeiten, Koffein, salzige Knabbereien, vielleicht sogar Alkohol oder Nikotin beeinträchtigen unsere Gesundheit.

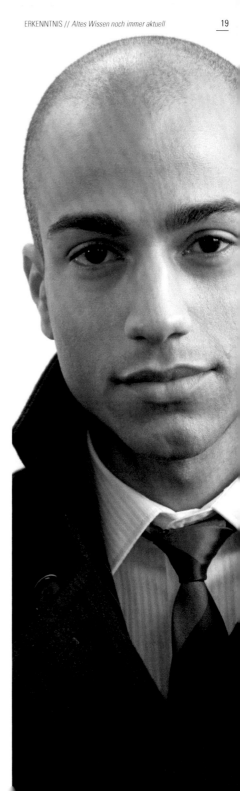

ESSEN ALS EREIGNIS

Für viele Menschen ist ein opulentes Essen nicht mehr ein großes Ereignis, sondern sich stetig wiederholender Alltag. Für einige Schlemmer der einzig wahre Grund zum Leben. Eine Radtour, ein Spaziergang oder gar ein Lauf durch den Park wird mittlerweile als Großereignis gefeiert und Freunden in farbigen Worten beschrieben: „Stell dir vor, wir haben eine Radwanderung gemacht. 30 Kilometer und das ohne Pause. Einfach mal wieder großartig, so in der freien Natur unterwegs zu sein."

Schon der Einkauf beim Bauern, auf dem Markt oder der Bio-Bäckerei wird als „kostspieliges Vergnügen" bezeichnet. Damit einher geht die Annahme, dass gesundes Essen teuer und aufwändig ist. Ein folgenschwerer Denkfehler, der sich in der Gesellschaft breit gemacht hat. Als Vergleichswert nutzen wir die günstigen Preise für wenig nahrhafte Konserven, Fast Food oder Mikrowellen-Essen.

Schlemmen ist Normalität

Wir verdrehen damit den Ansatz. Denn eigentlich ist es das Festmahl, das für uns eine nicht alltägliche Ausnahme darstellen sollte. Nicht unbedingt einmalig, zumindest aber eher seltener im Verlauf eines Jahres. Doch längst ist die Überfütterung Alltag. Wir gehen zu Kochabenden, machen Ayurveda-Urlaube, begeben uns zum Fasten-Wandern und verfolgen im Fernsehen eine inflationäre Anzahl der unterschiedlichsten Kochsendungen.

All das ist aufwändig, teuer und nicht dafür geeignet, in den Alltag integriert zu werden. Wir haben unsere Ernährung buchstäblich pervertiert, also umgedreht: Übermäßiges und ungesundes Schlemmen, das Generationen vor uns noch als gelebten Reichtum betrachteten, ist Normalität geworden.

Gesundes Essen wurde dagegen zum Luxus erklärt.

GESCHMACKSVERGLEICH

Wir kaufen uns auf einem Markt unterschiedliches Gemüse regionaler Herkunft. Danach bereiten wir es zu und essen es. Tags darauf kaufen wir die gleiche Menge beim Billig-Discounter. Auch diese bereiten wir zu, essen und vergleichen. Was war schmackhafter? Was hat mehr gesättigt? Eine geringe Menge kann durchaus reichhaltiger sein. Veränderungen im Gesicht halten wir wieder schriftlich fest. Wie sieht der Blick aus und welche Farbe hat die Haut? Gibt es Schatten oder hat sich das Gewebe verändert?

NOTIZEN:

_____
_____
_____
_____
_____
_____
_____
_____
_____
_____
_____
_____
_____

Bedenkenlos greifen wir jedoch in den Geldbeutel, wenn es darum geht, die Mängel und den körperlichen und gesundheitlichen Schaden, der uns durch die scheinbar kostengünstige, aber nährstoffarme Nahrung entstanden ist, zu beseitigen. Proteste wegen eines zu hohen Preises für Cellulite- oder Anti-Pickel-Cremes, Appetitzügler, eine Fett-Absaugung, ein Medikament gegen Sodbrennen oder ein Mittel gegen Völlegefühl, ist uns fremd. „Was hilft, hat seinen Preis", so der Gedanke.

Doch warum also nicht schon in Prävention und Lebensqualität investieren? Warum nicht Essen als Grundlage der Gesundheit ansehen und danach leben? Essen ist viel mehr als der Inhalt des Kochtopfs.

VON DER ERKENNTNIS ZUR VERWANDLUNG

Es ist offensichtlich: Bevor wir die Ernährung ändern, müssen wir unsere Denkweise und unsere Sicht der Dinge ändern. Diese beginnt im Kopf und manifestiert sich am Körper, besonders am Gesicht jedes Einzelnen. Doch wie einsteigen und ein Bewusstsein und ein Körpergefühl dafür entwickeln?

In diesem Buch lernen wir, die Zeichen des Antlitzes zu erkennen. Wir lesen sozusagen im Gesicht, worauf wir zu achten haben, wenn wir uns richtig ernähren wollen. Wir sehen die Spuren einer Fehl- oder Mangelernährung und arbeiten aktiv mit einer Ernährungsumstellung an deren Beseitigung und somit an unserer Gesundung. Leisten also unseren Selbstheilungskräften einen enormen Vorschub.

Mit einer mehrtägigen Entgiftung (Entsäuerung und Entschlackung) leiten wir diesen Prozess erfolgreich ein. Sie entlarvt schädigendes Verhalten, ungesunde Gewohnheiten und auf Sucht basierende Abhängigkeiten.

Von der Raupe zum Schmetterling

Der anfänglich willentliche Vorgang, bei dem nicht der Magen, sondern der Kopf die entscheidende Rolle spielt, greift sehr schnell auf unseren ganzen Körper über und führt zu einer Reihe von Reaktionen. Diese bringen uns wiederum unserem Körpergefühl näher, denn sie lassen uns sowohl spüren als auch erkennen, was an unserer Ernährung nicht stimmt und wo wir den berühmten Hebel ansetzen müssen.

Das Spüren und Erkennen erklärt und versöhnt zugleich Körper und Bewusstsein. Beide Bereiche sind gleichberechtigt beteiligt und liefern so die dauerhafte Motivation für eine umfassende Ernährungsumstellung.

Ist der Prozess einmal gestartet, führt er uns jeden Tag ein wenig näher Richtung Gesundheit. Eine Gesundheit, die alle Bereiche unseres Menschseins erfasst. Nicht nur unser Körper profitiert hiervon, auch ein klarer Geist, eine gesunde Denkweise, beflügelt unser Leben.

Wir verwandeln uns sozusagen von der alles verzehrenden trägen Raupe hin zu einem freien bunten Schmetterling.

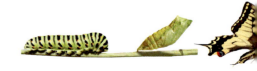

ERKENNTNIS // *Altes Wissen noch immer aktuell*

VERWANDLUNG
Ich esse mit gutem Gefühl und nehme Energie auf

ÄNDERUNG
Ich bestimme wieder selbst über meine Gesundheit

KÖRPERGEFÜHL
Ich achte auf die Signale meines Körpers

ENTGIFTUNG
Ich reinige meinen Organismus

ERKENNTNIS
Ich möchte endlich gesund leben

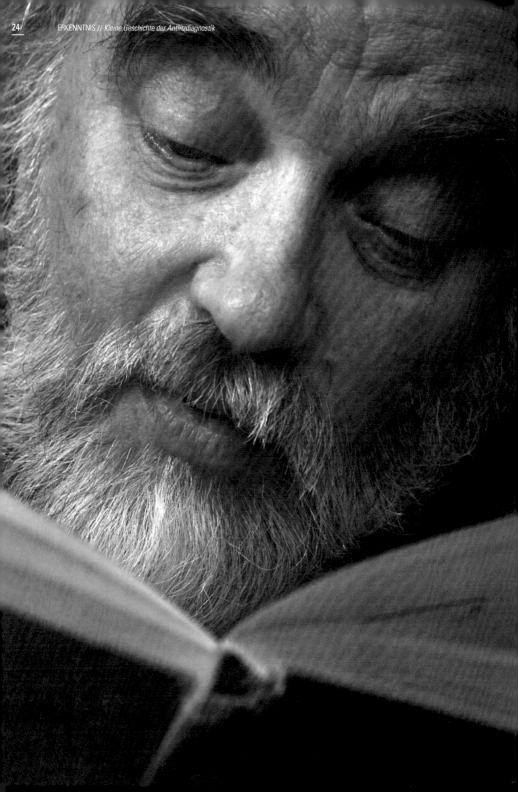

KLEINE GESCHICHTE DER ANTLITZDIAGNOSTIK

Die Antlitzdiagnostik ist vermutlich so alt wie die zivilisierte Menschheit selbst. Lange bevor die moderne Wissenschaft Diagnoseinstrumente entwickelte, waren Menschen, die sich mit der Behandlung und Heilung von Krankheiten beschäftigten, auf andere Verfahren angewiesen. Hierzu gehörten das Abtasten, das Abhören, das Beklopfen oder ein anders geartetes funktionelles Testen, um am Patienten die Ursache oder den Ort seiner Erkrankung zu ergründen. Einige dieser Methoden werden bis heute erfolgreich angewendet, andere sind in den Hintergrund getreten oder gar in Vergessenheit geraten.

Zur Besserung eines Gesundheitszustandes oder auch um dessen Erhalt Willen galt früher wie heute die Ernährung als ein, wenn nicht gar der Schlüssel zum Erfolg. Vor der Verabreichung heilbringender Kräuter oder der Festlegung auf eine bestimmte Ernährungsweise, die dem Körper Besserung bringen sollte, stand jedoch zuerst das Bestimmen des Leidens. Hierzu bedienten sich unsere Vorfahren vor allen Dingen einem geschulten Auge.

Welchen Eindruck macht die betroffene Person? Welchen Anschein hat ihr Antlitz? Mit anderen Worten: Wie sieht das Gesicht des Menschen aus und was kann man daraus für die richtige Ernährungsweise ablesen?

Die Wurzeln der Antlitzdiagnostik gehen bis ins zweite Jahrtausend vor Christus zurück. Bereits im alten China wurde das Wissen um das Erkennen von Mangel und Krankheit im Gesicht mündlich weitergegeben. Siang Mien bedeutet in etwa „Gesichterlesen", und nichts anderes praktizierten die Meister, die dieser Form der Diagnostik nachgingen. Ihre teils geheim gehaltenen Kenntnisse gaben die Siang-Mien-Meister nur mündlich an ihre Schüler weiter. Dieses uralte Wissen wirkt bis in unsere Zeit. So ist das Lesen im Gesicht des Mitmenschen in China noch heute weit verbreitet und ein fester Teil der traditionellen chinesischen Medizin.

Neben den Chinesen waren auch die anderen alten und großen Kulturen mit dieser Technik vertraut. Hinweise darauf finden sich besonders bei den Griechen. Einer der bedeutendsten Ärzte der Antike, Hippokrates von Kos (460-370 v.Chr.), verfasste hierzu Aufzeichnungen. Darunter beeindrucken dessen Beobachtungen über die Gesichter von Sterbenden. Die Medizin nutzt bis heute dieses Wissen und bezeichnet die entsprechenden antlitzdiagnostischen Merkmale als Facies Hippocratica. Hippokrates forderte von den Ärzten eine körperliche und geistige Hygiene. Die hippokratische Lehre beinhaltete, dass sich der Arzt bei seiner Diagnose auf Befragung und Untersuchung, aber auch besonders auf eine sorgfältige Beobachtung des Menschen verlassen sollte.

Die Augen sind das Tor zur Seele

Auch im Mittelalter wirkte dieses Wissen, wenngleich unter argwöhnischer Beobachtung der Herrschenden, insbesondere des nicht aufgeklärten Klerus. Besonders in den Klöstern kümmerten sich eifrige Naturheilkundler um das Wohl ihrer Mitmenschen. Für sie stand fest, dass die Ernährung den entscheidenden Ausschlag über Gesundheit oder Krankheit gab.

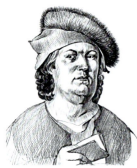

Paracelsus

oder Krankheit gab. Die wohl bis in die heutige Zeit bekannteste Vertreterin dieser Gruppe ist Hildegard von Bingen (1098-1179) . Sie galt zeitlebens als die bekannteste Heilkundige und oft letzte Hoffnung für Adel und Volk. Von Hildegard, die mehrere naturkundliche Bücher verfasste, stammt der Satz: „Die Augen sind das Tor zur Seele". Diese Aussage entstammte weniger einer philosophischen Ader, vielmehr der Beobachtung des menschlichen Antlitzes.

Auch der Schweizer Arzt Philippus Theophrastus Aureolus Bombastus von Hohenheim, besser bekannt unter dem Namen Paracelsus (1493-1541), fasste seine Kenntnisse der Natur und des Menschen in einer neuen Heilkunde zusammen. Diese beinhaltete unbedingte Elemente der Antlitzdiagnostik. Er schlussfolgerte, dass alles, was sich im Innern des Körpers abspielt, auch außen zu erkennen ist. Er forderte seine Schüler und Patienten auf:

„WIE ES DER HUND IN DER NASE HAT, SO SOLLT IHR ES IN DEN AUGEN HABEN, UND DIE FORMVERÄNDERUNGEN DES LEIBES DURCH DIE ANATOMIE ERKENNEN!"

Über die Jahrhunderte hinweg beschäftigten sich nun auch in Europa viele Gelehrte, Ärzte und Interessierte mit dem Erscheinungsbild des Menschen. Schnell erkannten sie, dass die Art der Lebensumstände sich auch auf Äußerlichkeiten auswirkte, insbesondere auf das menschliche Gesicht. Krankheiten und Mangel spiegelten sich im Gesicht wider, aber damit auch die Vorstufe dessen, nämlich die Art und Weise wie sich ein Mensch ernährte. Der zu seiner Zeit sicherlich berühmteste Arzt war der Direktor der renommierten Berliner Charité Dr. Christoph Wilhelm Hufeland (1762-1836). Er war zudem Leibarzt des deutschen Kaisers Friedrich Wilhelm III. und ein aufmerksamer Beobachter. Hufeland erkannte schnell den Zusammenhang zwischen dem Gesundheitszustand seiner Patienten und deren Gesichtsausdruck. Auch der maßgebliche Anteil der Ernährung blieb ihm nicht verborgen.

HUFELAND-REGEL

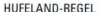

„JE WENIGER KÖRPERLICHE ARBEIT, DESTO WENIGER ESSEN"

Vom Wissen über antlitzdiagnostische Zeichen profitierte auch Dr. Wilhelm Heinrich Schüßler (1821-1898). Seine Beobachtungen und Erkenntnisse begründeten eine eigenständige Form der Therapie, die sich in den vergangenen Jahren zunehmender Beliebtheit erfreut. Schüßler beobachtete, dass sich der Mineralstoffbedarf eines Menschen in dessen Gesicht widerspiegelt. Die unterschiedliche Färbung gab nach Schüßler nicht nur Auskunft über den Mangel an bestimmten Mineralien, vielmehr auch über die damit einhergehenden Erkrankungen des Organismus. Das Fehlen bestimmter Mineralien ließ auch Rückschlüsse auf eine entsprechende Mangelernährung zu. Eine Unterversorgung oder eine einseitige Ernährung war damit schnell erkennbar.

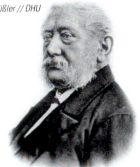

Dr. Wilhelm Heinrich Schüßler // DHU

Die so genannten Schüßler-Salze haben noch heute eine stetig wachsende Schar von überzeugten Anhängern.

Der in Heinde bei Hildesheim geborene Carl Huter (1861-1912) entwickelte die auf Empirismus beruhende Lehre Wilhelm Schüßlers auf anderen Ebenen nahezu zeitgleich weiter. Zugleich machte er sich durch seine Veröffentlichungen zum umstrittensten Vertreter der Physiognomik und Antlitzdiagnostik. Seine Schriften zeigen Verbindungen zwischen den Falten eines Menschen und dessen Lebenswandel und Erkrankungen auf. Auch Verfärbungen, Farbschattierungen und Glanzbildungen ließ er nicht außer Acht.

Auf Grund seines nicht akademischen Werdegangs wurde ihm die Lehrtätigkeit an Hochschulen verwehrt. Zahllose Vorträge und private Lehrgänge hatten seine Erkenntnisse auch in interessierten akademischen Kreisen dabei längst verbreitet. Bis zu seinem Tod veröffentlichte er etwa 30 umfangreiche Bücher, darunter sein in fünf Bänden zusammengefasstes Hauptwerk „Menschenkenntnis, Körperformen und Gesichtsausdruckskunde" (1904-1906).

In früheren Zeiten wurde die Antlitzdiagnostik im deutschsprachigen Raum gerne auch als Sonnerschau bezeichnet. Noch unter Dr. Kurt Hickethier (1891-1958) fand eine sechsjährige Ausbildung der Sonner statt. Hier bildeten sich Interessierte zu größtmöglicher Reife heran. Die Sonnerschau sollte die Grundlage für die Erlangung von Gesundheit (Sonnenheit) bilden. Viele sehen in ihm den Begründer der modernen Antlitzdiagnostik. Im Schüßlerheim im thüringischen Ellrich und im Kurhaus Hicke-

thier auf Schloß Clettenberg wurde Hilfesuchenden, auch nach einer Betrachtung des Gesichtes, mit der nötigen Ernährungsumstellung geholfen.

Mittlerweile sorgen auch Werke neueren Datums für Verständnis und Aufgeschlossenheit gegenüber dem Wissen unserer Vorfahren. Wir können aus deren Kenntnissen zum Wohle unserer eigenen Gesundheit nur profitieren.

ERKENNTNIS

Ist die falsche Ernährungsweise eines Menschen im Gesicht erkennbar, dann ist im Umkehrschluss auch der Weg zur richtigen und damit gesunden Ernährung dort abzulesen.

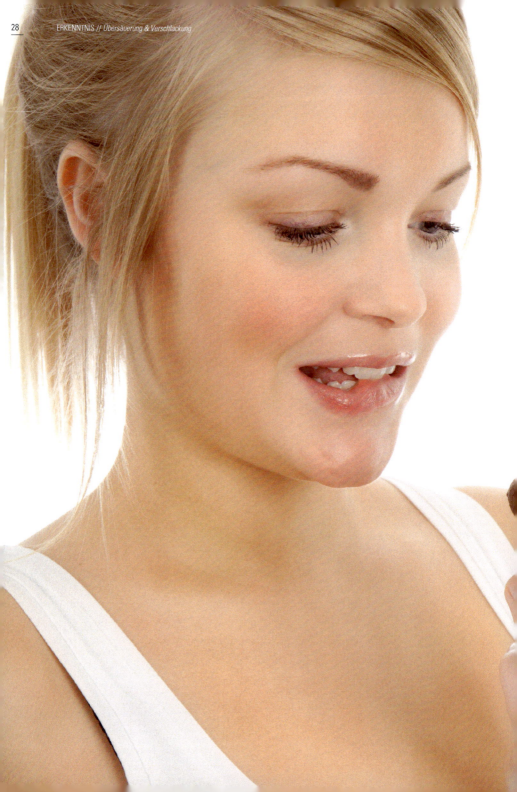

ÜBERSÄUERUNG & VERSCHLACKUNG

Betrachtet die Mehrzahl unserer Zeitgenossen die Außenwelt, so werden wir eher kritische, meist negative Einschätzungen hören. Die Zahl der Schwarzseher, Pessimisten oder Skeptiker bildet sicherlich die deutlich größere Gruppe. In der Eigenbeurteilung dreht sich jedoch diese Sichtweise. Hier wird vieles als überaus positiv und gerechtfertigt angesehen, was bei genauerem Hinsehen doch zumindest bedenkenswert wäre. Die Mehrheit neigt privat zur Schönfärberei, und vermutlich ist kein Bereich stärker davon betroffen als die eigene Ernährung.

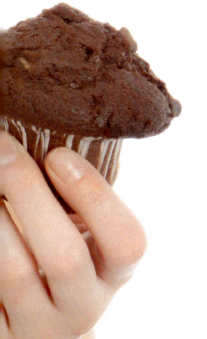

VERSCHLACKUNG SCHÖN VERPACKT

Als gut und gesund wird erachtet, was dem Körper schon lange schadet. Gut und gesund ist, was schmeckt. Das Urteil hierüber fällt ein von Süchten gelenkter Körper und eine Produktwerbung, die bei der Verschleierung von unangenehmen Wahrheiten geübt ist.

Süchte lenken den Körper

Tritt dann doch ein gesundheitliches Problem auf, dessen Ursache selbst für den größten Ignoranten in der Ernährung liegt, so orientiert sich der Betroffene nur allzu oft am schnell Linderung versprechenden Medikament denn am Überdenken seiner eigenen Essgewohnheiten.

ARZNEIMITTELSCHRANK-CHECK

Sehen wir doch selbst einmal ganz unvoreingenommen in unsere Regale oder den Arzneimittelschrank. Wie hoch ist der tatsächliche Anteil an Medikamenten, die wir als Folge von falscher Ernährung einnehmen oder dort horten?

Viele sind nicht einmal verschreibungspflichtig. Dazu gehören beispielsweise Antiallergika, Schmerzmittel, Durchfallstopper, Mittel gegen Verstopfung oder Sodbrennen. Warum ändern wir nicht für wenig Geld unsere fehlerhafte Ernährung, anstatt teuer in die Folgen zu investieren?

Diese Verharmlosung von ernährungsbedingten Erkrankungen und „Verschönformulierung" von körperlichen Missständen hat längst in unser Vokabular Einzug gehalten. Ein schönes Beispiel ist hierfür das Wort „Verschlackung".

Schlacke sind Abfallprodukte, die bei der Verbrennung von Steinkohle entstehen. Kaum vorstellbar, dass ähnliche Prozesse in unserem Körper ablaufen. Natürlich produziert auch unser Köper Abfallprodukte. Diese fallen regelmäßig nach der Nahrungsaufnahme an.

Der Körper als Mülldeponie

Sprechen wir also von Verschlackung beim Menschen, so meinen wir Abfallprodukte, denen wir uns nicht entledigen. Sie fallen nicht von uns ab, sondern werden in unserem Körper eingelagert. Stellt sich folglich die Frage: Was sind das nun für Abfallprodukte?

Kurz gefasst sind es die üblichen Ausscheidungen, die unseren Körper erleichtern: Schweiß, Urin und Kot. Sie und ihre Inhaltstoffe sind die Abfallprodukte unserer Ernährung. Halten wir an ihnen fest, so „verschlacken" wir.

Machen wir uns also klar, dass jede Form von Ablagerung und Anhaftung von Kot im Darm eine Verschlackung bedeutet. Mit anderen Worten:

Unser Körper wird zum Behältnis für Abfall, ja zur Mülldeponie. Wir selbst werden zum Abfalleimer, der nur noch selten oder gar nicht mehr wirklich geleert, gesäubert oder gar grundgereinigt wird.

Dies wirkt sich natürlich nicht nur auf unser Gewicht aus, auch unsere Organe sind letztlich davon betroffen. Denn es muss uns klar sein, dass Abfall, der gelagert wird, nicht einfach ruht, sozusagen inaktiv ist, sondern vielmehr Giftstoffe „ausstrahlt" und damit seine Umgebung schädigt. Diese abnorme Lagerung von Kot und anderen Abfallprodukten, die wir also gerne als Verschlackung bezeichnen, ist der Vorbote von erheblichen gesundheitlichen Störungen bis hin zu todbringenden Krankheiten.

Einige verantwortungsvolle Ärzte und Heilpraktiker sind deshalb dazu übergegangen, den Patienten mit der Wirklichkeit durch realitätsnahe Worte zu konfrontieren.

Innere Verwesung schädigt die Gesundheit

Da ist neuerdings wieder von Verunreinigung des Darmes die Rede, der Darmverschmutzung, von Übersäuerung, von Selbstvergiftung, auch davon, dass viele Betroffene ihren Darm zu einem lebenden Sarg machen.

Machen wir uns nichts vor. Wenn Fleisch, Wurst und Fisch zu lange im Körper verweilen und dort anschließend verwesen, machen sie den Träger eines solchen Bauches zu einem menschlichen Sarg. Der innere Verwesungsprozess schädigt die Gesundheit des Menschen und leistet den schlimmsten Krankheiten Vorschub.

Jedem Menschen sollte also klar sein, dass jeder, der falsch konsumiert, seinem Darm enorme Arbeit abverlangt. Dort entstehen die entsprechenden Fäulnis- und Gärungsgase. Fett setzt sich ab und Schlacke wird eingelagert.

Doch die Verschlackung ist nicht das einzige verniedlichende Wort, das wir im Zusammenhang mit unserer fehlerhaften Ernährung verwenden. Auch der Begriff „Entzündung", den wir beispielsweise im Zusammenhang mit der Magenschleimhaut oft gebrauchen, ist eine gern genutzte bildliche Darstellung.

Doch welcher Funke entzündet denn etwas in unserer Magenschleimhaut? Tatsächlich sprechen wir, bestenfalls, von gereizten Schleimhäuten des Magens. Gemeint ist jedoch eine akute oder dauerhafte Übersäuerung eines für unsere Ernährung so ungemein wichtigen Organs.

S AUER IST NICHT LUSTIG

„Ich musste sauer aufstoßen!" Ein sehr gebräuchlicher Satz, wenn es darum geht, eindrucksvoll zu schildern, dass der Magen sich gerade nicht im Gleichgewicht befindet. Ein Zuviel an Salzsäure im Magen sorgt dann für ein saures Gefühl, einen Würgereiz. „Ich könnte kotzen!" oder „Mir kommt es hoch!" sind weitere eindrucksvolle und bildhafte Beschreibungen. Aber natürlich sind diese drastischen Schilderungen ebenso verpönt wie die zuvor genannten.

Sodbrennen klingt da weniger dramatisch und öffnet so die Gedanken für eine schnelle Art der Beseitigung. Denn wenn etwas brennt, kann man es auch schnell löschen. Genau diese Lösung bevorzugt der Mensch, wenn er zu einem breiten Angebot an Medikamenten für dieses Übel greift. Die meisten sind nicht einmal rezeptpflichtig und so lässt sich in Selbstdiagnose und Eigenbehandlung dem Übel scheinbar schnell zu Leibe rücken.

Nicht dem Schmerz, dem Körper gilt die Aufmerksamkeit

Dabei wäre es gerade richtig, sich nicht primär dem Schmerz zu widmen, sondern dem Leib selbst. Zu erkennen, welche Fehltritte in der Ernährung zu solchen Reaktionen des bereits übersäuerten Körpers führen und die entsprechenden Änderungen im eigenen Essverhalten einzuleiten. Billionen von Körperzellen werden vom Bindegewebe des Menschen zusammengehalten. Das Bindegewebe hat gleich mehrere wichtige Funktionen. Die wichtigste Aufgabe ist, die Verbindung zwischen den einzelnen Zellen und den Blutgefäßen herzustellen. Diese Verbindungsstraßen werden von Sauerstoffen und Nährstoffen gleichermaßen genutzt und tragen damit in erheblichem Maße zum Funktionieren des Körpers bei.

Was jedoch, wenn diese Verbindungsstraßen blockiert und die Leitungen verstopft sind? Wie ist so etwas überhaupt möglich? Tritt ein solcher Fall ein, entwickelt sich eine massive Übersäuerung mit all ihren negativen Folgen für den menschlichen Organismus.

Isst ein Mensch permanent zu viel an Kalorien oder nimmt er zu viel Säure bildende Eiweiße wie Fleisch, Fisch, Wurst, Eier oder Käse zu sich, so tritt im Körper ein Sättigungseffekt ein. Die sauren Nährstoffe aus dem Blut können von den Körperzellen nicht mehr aufgenommen werden. Der Nährstoffspiegel im Blut erhöht sich, das Blut verdickt und wird zähflüssig. Zuletzt stauen sich die beschriebenen Wege.

Das Eindicken der Gewebeflüssigkeit und ein erheblich verlangsamtes Durchfließen der angelagerten Gewebebezirke sind die unmittelbaren Folgen. Trotz einer massiven Zufuhr an Nährstoffen kommt es zu einer Mangelversorgung. Auf den nun verdickten Gefäßwänden zeigen sich Ablagerungen.

Säure ruht nicht

Können übersäuerte Gewebeflüssigkeiten nicht abfließen, und dazu nutzen diese das Blut und die Lymphwege, werden diese ganz automatisch durch Bewegungen der Muskeln weitergepumpt. Säuren lagern sich in den Weichteilen, den Sehnen und Gelenken ab. Geschwollene Gelenke, wie wir sie von den unterschiedlichen rheumatischen Erkrankungen kennen, sind dabei optische Anzeichen. Die Säure, und dies sei nochmals erwähnt, ruht nicht, ist weder inaktiv noch unbedenklich.

Ist der menschliche Stoffwechsel erst einmal übersäuert und blockiert, so leistet er dem gesundheitlichen Totalschaden Vorschub. Denn dauerhaft schädigt jede Art von Einlagerung den Menschen. Sie greift die Gelenke an und zerstört nachhaltig wichtige Gelenkknorpel.

Auch sind sie Ausgangspunkt für die nicht nur im Alter auftretenden Herzleiden und Thrombosen. Befinden sich Säuren im Bereich sensibler Nerven, so äußert sich dies in Form von Schmerzen, die bestenfalls noch als Verspannung wahrgenommen werden. Weitere Krankheitszeichen können Neuralgien, Ischiasleiden und Verkalkung sein. Selbst Vergesslichkeit, Kopfschmerzen und Sehstörungen haben oftmals hier ihren Ursprung.

Es gilt, den eigenen Körper diesem krankmachenden Kreislauf zu entziehen. Viele Mittel beseitigen den Schmerz, nicht jedoch den Ausgangspunkt des Leidens selbst. Dies wiederum gelingt in erster Linie durch Umstellung der Ernährung, wobei sich die Frage stellt: Wie stelle ich richtig um und wie sieht meine

Ernährung nach der Umstellung aus? Die Antworten auf diese Fragen findet der Leser in diesem Buch. Wer dauerhaft und erfolgreich seine Ernährung auf gesunde Beine stellen möchte, der tut gut daran, sich hin und wieder einer Entsäuerung, die wir auch als Entgiftung bezeichnen, zu unterziehen. Auf diese Weise entlastet der Mensch das Blut, macht es leichtflüssig.

GELENKLEIDEN

Betrachten wir einmal in Ruhe unsere Verwandtschaft, den Freundeskreis oder die Arbeitskollegen. Finden wir darunter Menschen, die von Gelenkleiden gepeinigt sind? Wenn ja, wie war deren bisherige oder gar jetzige Ernährungsweise?

NOTIZEN:

___
___
___
___
___
___
___
___

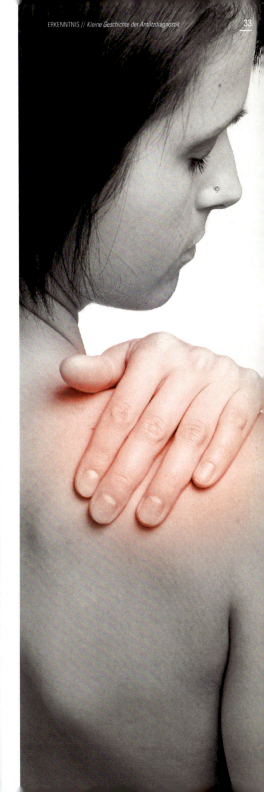

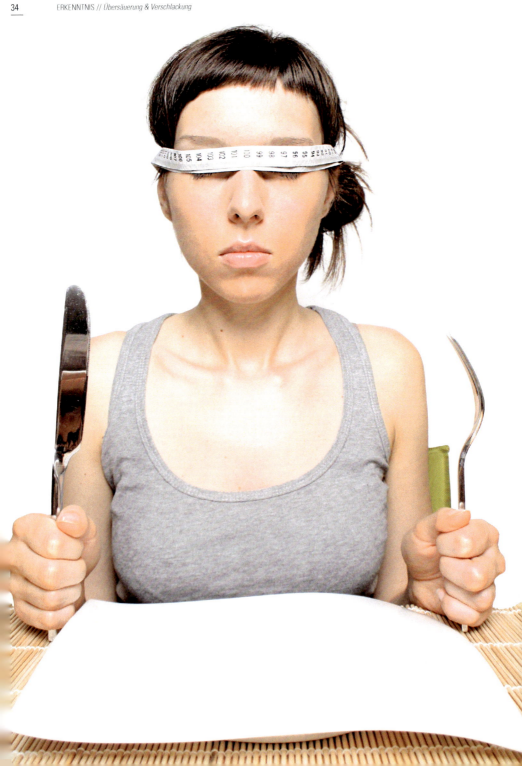

(K)rank und Schlank

Eines sollte uns klar sein: Nicht nur übergewichtige Menschen verschlacken oder übersäuern. Natürlich setzen Übergewichtige Überschüsse in Fette um und speichern diese, was zu Verschlackung und der folgenden Übersäuerung führt.

Doch auch Menschen mit Idealgewicht sind davor nicht grundsätzlich geschützt. So gibt uns das Gewicht nur einen Hinweis, nicht jedoch Gewissheit. Schon bei normal gewichtigen Jugendlichen, mehr noch bei Erwachsenen, finden sich Ablagerungen im Darm, in den Gefäßen und Gelenken.

Gewicht ist nicht alles

Gerade Untergewichtige, die unter einem entzündlichen Darm leiden und aufgenommene Nahrung nicht umsetzen können, sind oft übersäuerte Menschen. Auch Vegetariern droht eine Übersäuerung, da sie das Weglassen einer belastenden Säure mit einer anderen zu kompensieren versuchen. So entfällt zwar der oft zu übermäßige, säurehaltige Fleischkonsum, wird dann aber durch ein Mehr an Käse und anderen Milchprodukten ersetzt.

Von einer Übersäuerung können übrigens ebenso leicht Veganer betroffen sein. Diese Gruppe greift oft besonders häufig zu zuckerhaltigen Lebensmitteln, Schokolade erhält manchmal sogar den Status eines Grundnahrungsmittels.

Wir alle können also übersäuern und verschlacken, wenn wir nicht unserem Typus gemäß auf die Ernährung achten. Dies ist weniger kompliziert als wir vielleicht annehmen. Wir müssen nur den unverfälschten, von Süchten befreiten Bezug zu unserem Organismus finden, unser Körpergefühl wiedergewinnen, in uns hören und äußerlich aufmerksam beobachten.

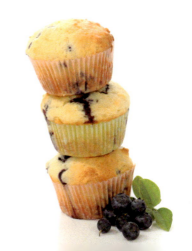

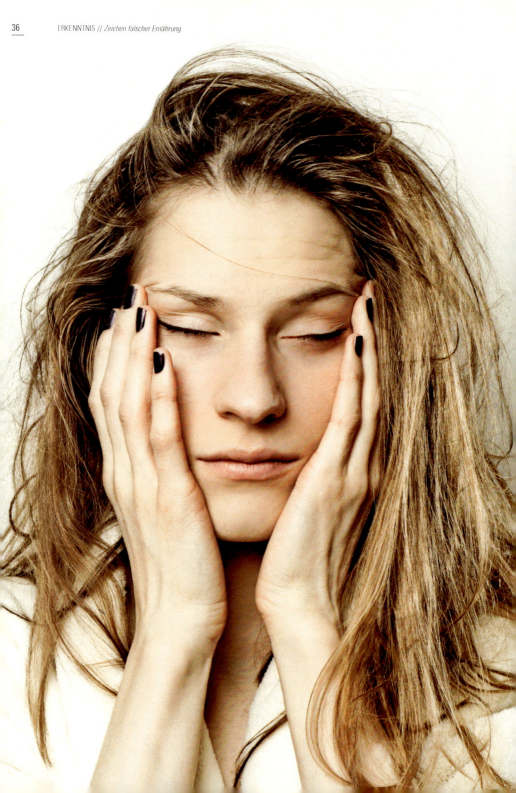

ZEICHEN FALSCHER ERNÄHRUNG

Wenn wir uns zu einseitig oder genussreich ernähren, muss uns klar sein, dass wir hierfür an einer anderen Stelle die Rechnung präsentiert bekommen. Der Preis ist unsere Gesundheit, und wir zahlen ihn täglich.

Ein Fehlverhalten in der Ernährung findet seinen Ausdruck sowohl innerlich als auch äußerlich. So sind die äußerlichen Hinweise nicht nur „Schönheitsfehler", sondern zeigen zugleich auf, dass auch die inneren Organe unter einer erheblichen Belastung leiden. Die anfängliche Überbeanspruchung kann sich in der Folge zu einer ernsthaften Schädigung entwickeln.

Schwellungen zeigen Fehlverhalten

Schwellungen, zum großen Teil auch Rötungen und Hautunreinheiten, verraten den falschen Umgang mit Nahrungsmitteln. Unser Körper lagert Säuren und Giftstoffe, auch in Form von Bindegewebsflüssigkeiten, vornehmlich in seinen Hohlräumen ein.

Wir alle haben schon einmal geschwollene Hände oder Füße gesehen. Die Hinterseite der Knie, besonders bei Frauen, oder der Bereich der oberen Schulter hin zum Nacken sind für Einlagerungen ebenso prädestiniert. Ganz besonders natürlich der Bauch. Sein Umfang ist selbst für ungeübte Gesichtleser ein klares Indiz für falsches Verhalten beim Essen und Trinken.

Weitere Hohlräume bietet der menschliche Schädel. Schwellungen im Gesicht sind deshalb nicht selten und liefern eine Flut von Informationen. Doch welche Hinweise verbergen sich detailliert hinter den Zeichen?

ZUVIEL GEFEIERT?

Nach einer durchfeierten Nacht befinden wir uns in einem kritischen Zustand. Unser Körper ist übersäuert und weist einen Vergiftungszustand auf. Zuviel fettes Essen, zuviel Süßes und Alkohol belasten unseren Organismus und beschäftigen unsere Entgiftungsorgane außerordentlich. Nicht nur die Leber ist bis zur Höchstleistung beansprucht.

Betrachten wir uns nach einer solche Nacht im Spiegel. Wie und wo genau hat sich unser Gesicht verändert? Finden wir Schwellungen oder dunkle Ränder unter den Augen?

NOTIZEN:

_____
_____
_____
_____
_____
_____
_____
_____
_____
_____
_____
_____

ZEICHEN IM GESICHT

Oft sehen wir einem Menschen nur flüchtig in die Augen und erkennen wie es um ihn steht. Ein klarer Blick verrät geistige und körperliche Gesundheit, während getrübte Augen eine Disharmonie aufdecken. Was stimmt nicht mit unserem Gegenüber?

Trübe Augen zeigen einen übersäuerten Zustand an. Der Mensch weist Anzeichen eines angeschlagenen Immunsystems auf. Vielleicht ist er krank. Er kann aber auch unter den Folgen von Alkoholmissbrauch leiden. Selbst falsche Ernährung, weil zu fett oder süß, lässt seinen Blick verschleiern.

Nicht zuletzt können emotionale Gründe vorliegen. Wenn ein Mensch „Trübsal bläst", zeigt sich dies ebenso eindrucksvoll in den Augen.

Sehr aussagekräftig ist der Bereich um das Auge. So finden sich Schwellungen und Verdickungen in der unmittelbaren Umgebung unter und über den Augen. Unterlidschwellungen bezeichnen wir auch gerne als Tränensäcke, während sich Oberlidschwellungen, nach mehrmaligem Aufblähen und Abschwellen, zu den bekannten Schlupflidern entwickeln.

Das vorliegende Bild *(Siehe Abb.)* zeigt die Endphase.

Ein lange Zeit prall gefülltes Oberlid erschlafft zunehmend bis hin zur Pupille des Auges. Das Gewebe hat an dieser Stelle längst seine Elastizität verloren. Oberlidschwellungen verraten zuerst eine Störung des Wasserhaushaltes im Körper. Insofern treten abends auch bisweilen geschwollene Füße auf. Niere und Blase sind das Thema. Der Betroffene leidet unregelmäßig bis permanent unter Energiemangel, was nicht verwundert, denn auch das Herz kann betroffen sein.

Unter Herzschwäche verstehen wir eine geschwächte Muskulatur des Herzens. Das Blut kann nicht mehr wie gewohnt gleichmäßig fließend in Umlauf gebracht werden, sondern ist träge. So bleibt jedoch verbrauchtes Blut im Gewebe und in den Organen zurück. Dort staut es und wirkt sich schädlich auf Magen, Darm, Milz, Leber und das Bindegewebe aus.

Wenn ein Mensch weint, dann „geht ihm etwas

Oberlidschwellung

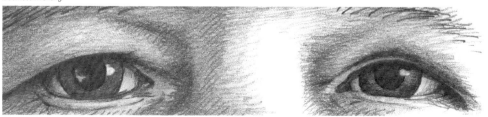

Unterlidschwellung

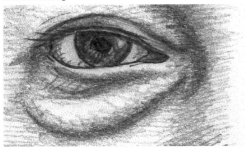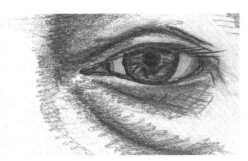

an die Nieren". So lehrt es uns der Volksmund. Und tatsächlich besteht ein Zusammenhang zwischen dem Zeichen „Tränensack" und den Nieren. Die Unterlidschwellung *(Siehe Abb.)* verrät anfänglich ein Problem mit der Blase. Wird die Schwellung jedoch zunehmend größer, ist dies der Hinweis auf eine Funktionsstörung im Bereich der Nieren. Der Verdacht liegt nahe, dass der Betroffene mehr trinken sollte. Generell ist eine Untersuchung der Nieren unerlässlich.

Rotbäckchen ist nicht gesund

Einlagerungen, die sich als Schwellung manifestieren, finden wir auch in der Zone neben den Nasenrücken. Sie geben dem oberen Bereich der Wangen eine pralle Füllung. Überhaupt ist den Wangen besondere Aufmerksamkeit zu schenken. Volle Backen sind nicht wirklich ein Hinweis auf eine große Grundgesundheit, vielmehr eine Einladung, um genauer hinzuschauen.

Viele der Aufquellungen sind mit einer Färbung versehen. Rote Bäckchen mögen schön aussehen, weisen aber auf eine massive Unterversorgung mit Magnesium hin. Die Betroffenen verbrennen große Mengen Energie und müssen in der Folge für entsprechend Nachschub sorgen. Ein schneller Energiespender ist Zucker, weshalb der Träger einer solchen Gesichtsfarbe oft unter Heißhunger auf Süßes leidet. Kann er seine Sucht nicht umgehend befriedigen, stellen sich Stimmungsschwankungen ein. Menschen mit dieser Gesichtsfarbe ermüden schneller und sind immer wieder von Muskelkrämpfen gepeinigt. Besonders tückisch

sind Wadenkrämpfe, die sie im Bett ereilen. Generell zeigt ein solches Gesicht einen erheblichen Mangelzustand, den es über die Ernährung zu beheben gilt. Nötig ist: Eine magnesiumreiche Ernährung und das langsame Herunterfahren der Abhängigkeit vom Suchtmittel Zucker.

Gelb ist gefährlich

Während eine Rotfärbung der Wangen zumeist kein Grund für übertriebene Sorge darstellt, sollte uns eine gelbe Gesichtsfarbe zum schnellen Handeln veranlassen. Ist sie doch ein klarer Hinweis auf eine stark angegriffene Leber, unser wichtigstes Entgiftungsorgan. Dies kann, muss aber nicht, einen ernährungsbedingten Hintergrund haben, denn beispielsweise können auch Hepatitis oder andere Krankheiten ursächlich sein. In einem solchen Zustand dürfen wir nichts tun, was die Leber über den labilen Zustand hinaus weiter belastet. Eine Untersuchung ist dringend geboten!

Doppelkinn

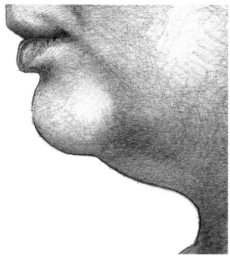

Merkmale von hämorrhoidalen Beschwerden

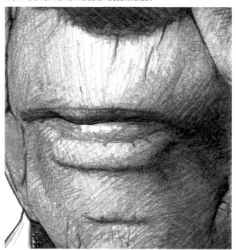

Der Verlust des Kinnansatzes und die Herausbildung eines Doppelkinns *(siehe Abb.)* ist ein klares Zeichen für Völlerei und verrät den Schlemmer und übermäßigen Genießer. Das Bindegewebe ist durch Übersäuerung geschwächt und verliert stark an Spannkraft. Übergewicht und seine Folgen prägen die Krankheitsbilder. Doch Vorsicht, denn auch eine Schilddrüsenstörung kann ein solches Merkmal entwickeln. Sollte der Träger des Doppelkinns auch eine fleischige Nasenspitze und dicke Ohrläppchen besitzen, ist der Genießer jedoch völlig entlarvt.

Die Abbildung *(Merkmale von hämorrhoidalen Beschwerden)* zeigt eine deutliche Falte zwischen Unterlippe und Kinn. Sie verrät die Veranlagung zu hämorrhoidalen Beschwerden. Menschen, die besonders häufig eiweißreiche Kost vom Tier konsumieren, übersäuern aufgrund einer übermäßigen Aufnahme der darin enthaltenen Harn-, Phosphor- und Schwefelsäure.

Das Bindegewebe und die Schleimhäute werden in Mitleidenschaft gezogen und lösen entzündliche Vorgänge am Darmausgang aus. Dem Träger einer solchen Falte ist dringend zu viel Bewegung zu raten, und dazu seine Ernährung ballaststoffreicher zu gestalten. Wir erkennen auf dem Bild auch eine Verdickung in Bereich unter der Unterlippe. Dies ist ein möglicher Hinweis auf eine permanente Überbelastung der Leber, die sich durch Fehlverhalten im Umgang mit Nahrungsmitteln ausbildet.

Träger dieser Schwellung haben auf Ihrem Speiseplan zu viele Genußmittel oder essen zu süß, zu fett oder eiweißreich. Sie weist aufgrund der erwähnten Stauung auf eine mangelnde Leberdurchblutung hin. Auch eine Fettleber zeigt sich derart im Gesicht. Bei jungen Menschen schwillt dieser Bereich, nach der konsequenten Durchführung einer Entgiftung, sehr schnell wieder ab. Mit zunehmendem Alter verlängert sich die Regenerationsphase erheblich.

Eine eindrucksvolle Falte *(Siehe Abb. Wangenfalte)* auf der Wange dieses Menschen verrät eine immer wiederkehrende bis permanente Erkrankung seines Dünndarms. Da die eingenommene Nahrung nicht ausreichend verarbeitet wird, kommt es zu Blähungen, Durchfällen und, individuell verschieden, zu einem Völlegefühl. Auch ein Blähbauch, der sich aufgrund der massiven Anhäufung von Gasen bildet, tritt je nach Einzeltyp verstärkt auf.

Wangenfalte

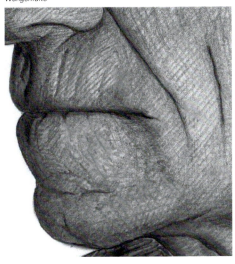

Dieses Zeichen fehlerhafter Ernährung ist vornehmlich, wenn auch nicht ausschließlich, bei schlanken Menschen anzutreffen.

Zwar scheint dieser Personenkreis gegenüber übergewichtigen Menschen gesundheitlich im Vorteil, doch der oberflächliche Blick auf die Figur übersieht tief sitzende Mängel. Die ungenügende Aufnahme durch den Magen-Darmtrakt und die damit verbundene unzureichende Verarbeitung von Nahrung hat dramatische Mangelerscheinungen zur Folge. So sorgt der Nährstoffmangel für eine beschleunigte Hautalterung und Vitalitätsverlust. Am Ende leidet der Organismus in seiner Gesamtheit.

Noch ein Hinweis zum weit verbreiteten Eisenmangel: Eisenmangel beim Menschen ist leicht erkennbar. Wenn wir wenig geschlafen haben oder gerade eine Krankheit durchleben, zeigen sich kleine dunkle Schatten unter den Augen. Auch sich wiederholende Einrisse in den Mundwinkeln oder kleine Geschwüre auf der Zungenspitze sind typisch für Blutarmut und Eisenmangel. Diese optischen Zeichen werden durch den Verlust an Leistung, permanenter Müdigkeit und Schlappheit fühlbar ergänzt. Wir haben jeden Morgen große Schwierigkeiten „in die Gänge" zu kommen. In dieser Situation tun wir gut daran, unsere Mineraldepots mit Eisen (Ferrum phosphoricum) aufzufüllen. Die richtige Ernährung liefert hierzu den wichtigsten Beitrag.

Weitere antlitzdiagnostische Zeichen in Teil 3.

ZEICHENSUCHE

Wenn wir in den Spiegel schauen, erkennen wir dann ebenfalls diese Zeichen?

NOTIZEN:

_____
_____
_____
_____

ZEICHEN AM KÖRPER

Natürlich verrät nicht nur das Gesicht eine fehlerhafte Ernährung. Unser ganzer Körper trägt die Zeichen für uns sichtbar zur Schau. Jedoch können wir diese Hinweise durch Kleidung vor uns und anderen wirkungsvoll verbergen. Nach außen ist somit oft nur ein dominanter Bauch erkennbar. Hier und da offenbart bereits ein Bauchansatz, dass der Träger ein fehlgelenktes Verhalten an den Tag legt.

Welche Hinweise sich hinter welcher Art Bauch verbergen, werden wir im Anschluss beleuchten. Zuvor werfen wir jedoch einen Blick auf Teile des Körpers, die sich zumeist ebenso offen präsentieren wie unser Gesicht. Auch unsere Hände können sehr aufschlussreich sein.

RINGFINGER PRÜFEN

Prüfen wir die Finger an unseren Händen. Haben sich diese in den zurückliegenden Jahren verändert? Waren sie früher vielleicht schlanker?

Das tägliche Betrachten sorgt für einen Gewöhnungseffekt und lässt einen Vergleich oft kaum mehr zu. Hier hilft uns Körperschmuck weiter. Wenn wir uns vor langer Zeit einen Ring zugelegt haben und diesen immer noch tragen, können uns die folgenden Fragen Klarheit verschaffen: Wie sieht der Bereich um den Ringfinger aus? Ist der Ring eingebettet in Schwellungen? Hinterlässt er Druckspuren nach dem Abziehen? Eine mögliche Verdickung der Finger deutet auf Einlagerungen hin.

Die Schwellungen einer Hand sind immer auch ein Hinweis auf eine fehlerhafte Ernährung. Rheuma, Gicht, Arthrose und Arthritis sind Krankheiten, die hiermit in Verbindung gebracht werden. Ihnen gilt unsere Sorge, schließlich leidet ein Großteil der älteren Bevölkerung an den Folgen. Dabei sind es weniger die optischen Zeichen, welche uns schrecken, vielmehr die damit einhergehenden Schmerzen und Einschränkungen.

Statt jedoch gebannt auf den Eintritt einer solchen Hiobsbotschaft zu warten, können wir bereits in jungen Jahren vieles dafür tun, dass diese Krankheiten nicht Teil des Alters werden. Durch eine Entgiftung und die anschließende Ernährungsumstellung ist wieder eine Rückkehr zu mehr Lebensqualität möglich.

geschwollene Hand

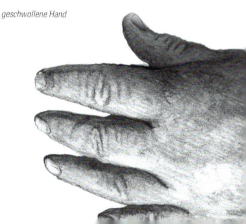

Genuss macht dicke Finger

Gicht entsteht, wenn wir zu viel Harnsäure im Blut transportieren und letztlich lagern. Auslösende Faktoren sind der übertriebene Verzehr von tierischen Produkten, Alkohol oder Hülsenfrüchten.

Auch Arthritis (Gelenkentzündung) und Arthrose (Abnutzung der Gelenkknorpel) können, neben anderen wie erblichen und verschleißbedingten Umständen, die Folge einer schlechten Ernährungsweise und Dehydrierung sein.

Geschwollene Finger und Hände warnen deshalb immer vor einer Fehlernährung und dem Missbrauch von Genussmitteln. Auch dem Bewegungsmangel muss Einhalt geboten werden. Gesunde vitaminreiche Ernährung und Aktivtäten an der frischen Luft sind ein erster Schritt zu einem schmerzbefreiten Älterwerden.

Weitere Zeichen der Finger in Teil 3.

Die Bauchformen nach F.X. Mayr

„EIN MANN OHNE BAUCH, DER IST KEIN MANN!"

Wir haben diesen Spruch sicherlich schon irgendwo einmal gehört oder aufgeschnappt. Gerne nutzen genussverliebte Herren diesen weithin als Rechtfertigung oder Ausrede für ihr Essverhalten. Ob sich daran nun männliche Attraktivität festmachen lässt, sei dem Einzelnen überlassen, eines ist jedoch sicher: „Ein Mann mit Bauch, der hat Übergewicht!"

F. X. MAYR

Dr. med. Franz Xaver Mayr (1875 - 1965) ist der Begründer der nach ihm benannten Diagnostik und Therapie. Der Österreicher entwickelte eine eigene Methode für ein natürliches, ganzheitliches Heilverfahren. Diese hilft bei der Früherkennung von Krankheiten bis hin zu fortgeschrittenen Zivilisationsleiden. Sie sorgt ebenso für eine Neuordnung der Ernährungsweise.

Der Arzt Franz Xaver Mayr stellte fest, dass sich an den unterschiedlichen Haltungs- und Bauchformen auch die Art der Erkrankung und die Fehlernährung festmachen lassen. So konnte er nachweisen, dass jede chronische Verdauungsschwäche auch eine Veränderung der Bauchform nach sich zieht. Wir sollten deshalb genau auf die Zeichen unseres Bauches achten, denn sie zeigen uns notfalls unseren bisherigen Irrweg auf.

Haben wir uns bisher jedoch gesund ernährt und hatten einen fast tadellosen Lebenswandel, so zeigt dies auch unsere Haltung. Ein aufrechter Körper und gerader Blick sagen viel über unsere Geisteshaltung. Der Bauch ist wiederum der Spiegel unserer Ernährung.

Ein Mann mit normal entwickeltem Bauch zeigt typischen senkrecht stehenden Brustbeinkörper. Charakteristisch (auch für den Frauenkörper) sind ebenso die zarten Einziehungen an Ober- und Unterbauch *(Siehe Abb. normaler Bauch).*

BAUCH UND HALTUNG PRÜFEN

Unser Gesicht betrachten wir täglich im Spiegel, doch nehmen wir uns auch Zeit bei der Begutachtung unseres Körpers? Sicher dann, wenn einzelne Bereiche erkrankt sind. Doch wie sieht es mit dem Körper in seiner Gesamtheit aus?

Stellen wir uns also unbekleidet seitlich vor einen großen Spiegel und vergleichen unsere Körperhaltung und die vielleicht vorhandene Bauchform mit den folgenden Abbildungen. Ist unser Körper in der Balance oder zeigt er uns nachhaltige Probleme?

Menschen mit einem Gasbauch *(Siehe Abb. Gasbauch)* leiden unter einem mit Gasen gefüllten Darm. Anfänglich zeigt sich dies im Stehen in Form einer Vorwölbung oberhalb des Nabels. Nimmt die Gasfüllung und Erschlaffung immer mehr zu, wird zuletzt der ganze Bauch kugelförmig ausgebuchtet *(Siehe Abb. kugelförmiger Gasbauch)*. Der Träger „schiebt einen Ballon" vor sich her.

Menschen mit einem Kotbauch leiden unter der Ansammlung von Speiseresten und Kot. Beim Stehen drängen diese, anders als das Gas, nach unten *(Siehe Abb. Kotbauch)*. Deshalb wird hierbei der Bauch unterhalb des Nabels vorgewölbt.

Wird der schlaffe Kotbauch nicht kuriert, entwickelt sich über einen längeren Zeitraum daraus ein entzündlicher Kotbauch. Kot hat sich abgelagert und reizt durch eine sehr langsame Zersetzung die Darmschleimhäute. Ein entzündlicher Vorgang entsteht mit erheblichen Auswirkungen auf den Organismus. Diese Bauchform beinhaltet die Kombination von zweierlei Problemen. Auf der einen Seite zieht es die gasgefüllten Darmschlingen nach oben, während die mit Kot gefüllten Gedärme nach unten gedrückt werden *(Siehe Abb. schlaffer Gas-Kotbauch)*.

Das fortgeschrittene Stadium verbindet den Gasbauch mit dem entzündlichen Kotbauch *(Siehe Abb. entzündlicher Gas-Kotbauch)* und zeigt die dramatische Entwicklung bei fortgesetztem Fehlverhalten in der Ernährung. Er ist der ideale Nährboden für jegliche Art von Zivilisationskrankheiten.

Wir können festhalten:

Jede Kultur weist dem Bauch eine zentrale Rolle zu, wenn es um die Gesundheit geht. Schon deshalb sollten wir ihn zukünftig ständig im Auge behalten und nicht ignorieren.

BAUCH IM MITTELPUNKT

„DER BAUCH IST DER MITTELPUNKT DES LEBENS. HUNDERTE KRANKHEITEN HABEN DORT IHRE WURZELN." Chinesische Weisheit

„DER DARM IST DER VATER ALLER TRÜBSAL!" Arabische Weisheit

„DIE WICHTIGSTEN DINGE DES LEBENS SPIELEN SICH ZWISCHEN ANFANG UND ENDE DES VERDAUUNGSKANALS AB." Paracelsus

ERKENNTNIS // Zeichen falscher Ernährung   45

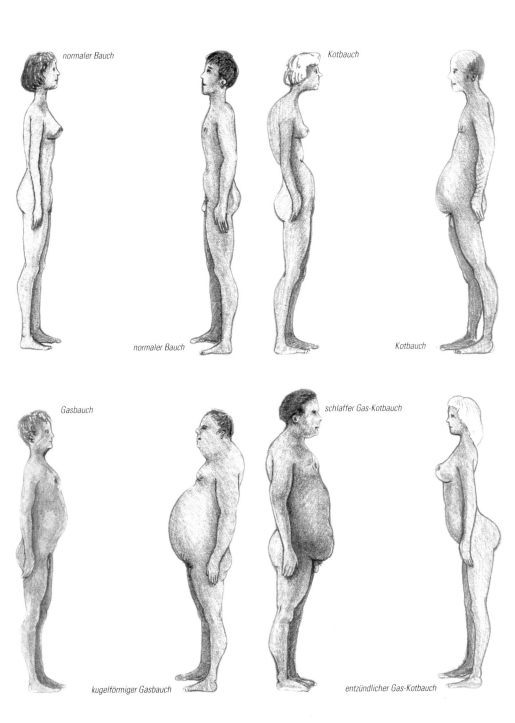

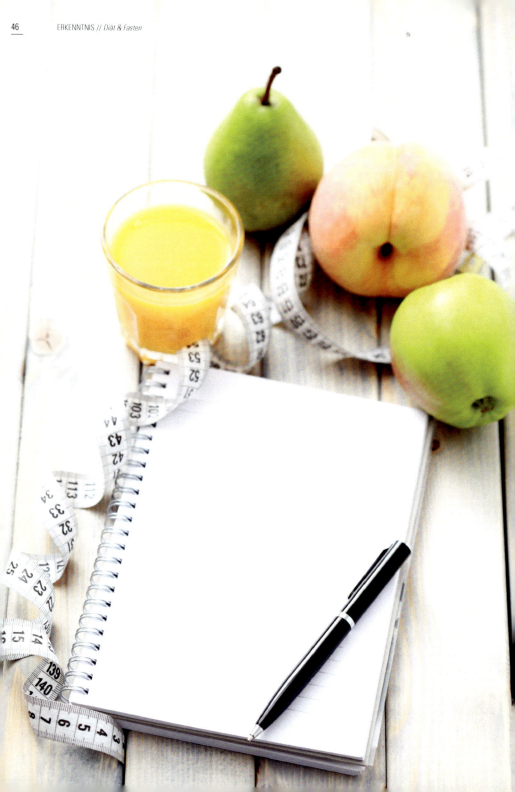

DIÄT & FASTEN

"Ich mache eine Diät!" und „Ich faste!". Für viele Menschen gibt es nicht wirklich einen Unterschied zwischen diesen Aussagen. Beide gehen für sie primär mit dem Verzicht von lieb gewonnenen Nahrungsmitteln und Essgewohnheiten einher und finden deshalb zumeist wenig Begeisterung. Ein notwendiges Übel, das es von Zeit zu Zeit durchzuhalten gilt. Das Fasten ist dabei für eine Mehrheit sicherlich das Größere, verlangt es dem Fastenden doch einiges an Enthaltsamkeit und Durchhaltewillen ab. Die Diät wiederum erlaubt zumindest eine begrenzte Menge und Auswahl an Nahrung und ist deshalb wesentlich populärer und für den Einzelnen weniger mit Schrecken behaftet.

Während die Begrifflichkeiten bekannt und viel zitiert sind, steckt jedoch einiges an Unwissen über deren Wurzeln und tatsächliche Bedeutung in der Bevölkerung. Wollen wir uns aber in unserem Essverhalten und damit auch in unserer Lebensweise verändern, so tun wir gut daran, uns auch mit den Hintergründen zu beschäftigen. Die geistige Gesundheit ist uns ebenso wichtig wie die körperliche.

DIE DIÄT

Der Markt bietet heute eine unüberschaubare Anzahl an Diäten. Und jedes Jahr werden es mehr. Kein Wunder, denn zuerst einmal ist die Diät nichts weiter als ein großes Geschäft. Im Laufe unseres Lebens geben wir Unsummen für eine falsche Ernährung aus und sind danach erneut gezwungen, in unsere Gesundung zu investieren. Wir können uns jedoch frühzeitig aus dieser Spirale verabschieden, wenn wir den Zugang zu unserem Körper und einer insgesamt gesunden Lebensweise wiedergefunden oder neu entdeckt haben.

Bis dahin bietet ein buntes Angebot von Diäten die Hoffnung auf Besserung. Natürlich sind die Erfolgsaussichten, je nach Inhalt und Vorgehensweise, sehr wechselhaft. Von sehr wirksam bis erheblich gesundheitsgefährdend reichen die einzelnen Produkte der Diät-Palette, die oft den Namen des Erfinders (von Atkins- bis zur Sears-Diät) tragen.

Auch phantasievolle Begriffe, die etwas über die geographische oder historische Herkunft (Mittelmeer- oder Steinzeit-Diät) verraten, sind ebenso vertreten wie direkt die Zielgruppe ansprechende (Hollywood-Star- und Vollweib-Diät) oder bereits inhaltlich (Apfelessig-, Kartoffel oder Kohlsuppendiät) erklärende Bezeichnungen. Da ein Großteil des Angebots aus den USA stammt, sind gerade auch Diäten mit englisch klingenden Namen stark am Markt vertreten.

In jedem Fall besteht eine große Auswahl, und doch bietet sie noch immer Nischen für neue Methoden und Anhänger. Die Literatur füllt auch in Buchhandlungen oder Büchereien ganze Regale, und sicherlich wäre es für einen Menschen völlig problemlos, seine komplette Lebenszeit mit dem Austesten der unterschiedlichen Diätformen zu verbringen. Interessanterweise ohne vielleicht zu wissen, was der Begriff eigentlich bedeutet.

Kurzfristige Änderung der Essgewohnheiten

Von Diät ist heute immer dann die Rede, wenn es um das Abnehmen geht. Dabei gibt es auch Diäten, die eine Gewichtszunahme zum Ziel haben. Beide sehen jeweils eine kurzfristige Veränderung der Essgewohnheiten vor. Eine Diät im Sinne einer dauerhaften Ernährungsumstellung findet sich als Unterstützung bei der Behandlung von Krankheiten und wird deshalb oft auch als Krankenkost bezeichnet.

Welche der Genannten nun auch immer im Vordergrund steht, mit dem ursprünglichen Gedanken einer Diät hat das Ganze nur noch bruchstückhaft zu tun. Völlig zu Recht beinhaltete noch vor wenigen Jahrhunderten eine Diät weitaus mehr als nur eine gesunde Ernährung. Heutzutage legt die Mehrzahl der Diätanbieter nur noch Wert auf die Verminderung oder Vermehrung eines Nahrungsbestandteils zu Gunsten oder auf Kosten anderer. Also das Verschieben der Anteile von Kohlenhydraten, Fetten, Eiweißen, Vitaminen und Spurenelementen. Auch spielt die Gesamtenergiemenge eine Rolle. Längst ist auch in entlegenen Küchen von kalorienreicher oder kalorienarmer Kost die Rede. Dabei dürfte mittlerweile klar sein, dass eine Diät nur dann überhaupt Aussicht auf Erfolg hat, wenn im Anschluss die Ernährung grundlegend geändert wird. Doch nicht nur diese benötigt eine Umstellung, auch körperliche und geistige Aktivitäten sollten auf eine Änderung des bisherigen Lebens ausgerichtet sein, sonst droht der bei Diät-Erprobten bestens bekannte Jojo-Effekt.

DIAITA = GESUNDE LEBENSFÜHRUNG

Der Begriff Diät stammt aus dem antiken Griechenland. Unter Diaita verstanden die Ärzte des Altertums eine gesunde Lebensführung. Für sie wurden eigene Richtlinien erstellt. Diese dienten der Pflege, Erhaltung und Wiederherstellung der Gesundheit. Natürlich spielte dabei die Ernährung eine wichtige Rolle, jedoch nicht die allein maßgebliche.

JOJO-EFFEKT

Fast alle Menschen nehmen nach einer scheinbar erfolgreichen Diät wieder zu. Kein Wunder, denn nur wenige Diäten sind auf Dauerhaftigkeit ausgerichtet. Sie leben vom beeindruckenden Kurzzeiteffekt. Nach kurzer Zeit kehrt unser altes Gewicht wie ein Jojo zurück. Es wächst erneut an, oft sogar deutlich über das Ursprungsgewicht.

Ein Rückfall in alte Gewohnheiten, die das Gewicht wieder im Eiltempo an den Ausgangspunkt vor der Diät zurückführen. Oft gar noch schlimmer, da Diäten, die im unterkalorischen Bereich wirken, den Körper auf den so genannten Hungerstoffwechsel umstellen. Diese Vorgehensweise ist deshalb besonders tückisch und mit Bedacht zu wählen. Dem Fasten, gerne auch als Null-Diät bezeichnet, fällt hierbei eine besondere Rolle zu.

ERFOLGREICHE DIÄT

Eine Diät ist nur dann dauerhaft erfolgreich, wenn im Anschluss eine individuelle Ernährungsumstellung folgt.

DAS FASTEN

Auch beim Fasten gibt es heute unterschiedliche Ansätze. Allen gemeinsam ist der verminderte bis vollständige Nahrungsverzicht. Jedoch ist die Motivation des Fastenden eine andere. Er tut dies zumeist aus religiösen oder aus gesundheitlichen Gründen und unterscheidet sich somit von einem Menschen, der eine Diät macht.

So ist Fasten primär keine Schlankheitskur, sondern wird aus medizinischer Sicht zur Behandlung von chronischen Darmkrankheiten oder zum Entschlacken des Körpers empfohlen. Verschiedene Fastenkuren lassen den Fastenden zu Beginn mit Spülungen und durch Bittersalze den Darm entleeren. Erst danach heißt es für Tage bis Wochen ausschließlich trinken und nicht essen. In einer darauf folgenden Phase werden leicht verdauliche Speisen wieder zugeführt und ebenso die Menge täglich höher dosiert.

Fasten ist oft Stress

Das Fasten stellt oft einen radikalen Bruch mit unserem bisherigen Lebenswandel und Ernährungsverhalten dar. Haben wir unseren Körper zuvor mit einer ungesunden Ernährungsweise gestresst, so verabreichen wir ihm nun im Umkehrschluss eine „Rosskur". Dies bedeutet jedoch einen erneuten Stress für unseren Organismus. In jedem Fall leben wir beim Fasten von unseren körpereigenen Reserven. Doch nicht jeder besitzt solche Reserven in ausreichendem Maße.

(INFORMATION) FASTAN = FESTHALTEN

Das gotische Wort „fastan" gilt als Ursprung des Begriffs. Er bedeutet soviel wie „festhalten und beobachten". Tatsächlich gibt es beim Fasten sehr vieles an Veränderung zu beobachten. Wie reagiert unser Körper, wenn er über eine gewisse Dauer an einer so einschneidenden Enthaltsamkeit festhält?

Auch der religiöse Aspekt spielt beim Fasten eine wichtige Rolle. Denn nahezu alle Religionen kennen das rituelle Fasten als Teil der Selbstreinigung. Für die Muslime ist der Fastenmonat Ramadan eine wichtige Orientierung, der mit dem höchsten islamischen Feiertag, dem Opferfest, beendet wird.

FASTEN IM KORAN

Ihr Gläubigen! Euch ist vorgeschrieben, zu fasten, so wie es auch denjenigen, die vor euch lebten, vorgeschrieben worden ist. Sure, 2, Vers 183

Ende Juli beginnt die buddhistische Fastenzeit, Khao Pansa, die gar drei Monate währt. Hindus wiederum fasten primär als Vorbereitung auf große Feste oder Rituale, daneben fällt den Vollmond- und Neumondtagen eine besondere Bedeutung zu.

Für das Christentum waren in früheren Zeiten der Mittwoch und Freitag allwöchentliche Teilfastentage. Vor Ostern begleiteten unsere Vorfahren die Leidenszeit Jesu mit einer vierzig Tage langen Fastenzeit. Jesus benötigte diese Zeitspanne zur inneren Einkehr in der Wüste. Auch in seiner Bergpredigt wurde das Fasten thematisiert.

FASTEN IN DER BERGPREDIGT

„Wenn ihr fastet, macht kein finsteres Gesicht wie die Heuchler. Sie geben sich ein trübseliges Aussehen, damit die Leute merken, dass sie fasten... Du aber salbe dein Haar, wenn du fastest, und wasche dein Gesicht, damit die Leute nicht merken, dass du fastest, sondern nur dein Vater, der auch das Verborgene sieht." Matthäus 6,16-18

Natürlich hat sich das Fasten über die Jahrhunderte „weiterentwickelt" und mit dem politischen Fasten eine neue Form erhalten. Menschen verleihen auf diese Weise ihrem Protest Ausdruck.

Während der Hungerstreik uns der eigenen Gesundheit zumindest zeitweise beraubt, soll ein therapeutisches Fasten ihr uns wieder näherbringen. In diese Richtung geht das Heilfasten, das sich dem Wohlbefinden verschrieben hat. Informationen und auch Widersprüche, die uns zum Nachdenken einladen und damit bereits einen positiven Aspekt des Prozesses anstoßen.

ABSTINENZ STATT FASTEN

Diät und Fasten – beides hat seine Berechtigung. Natürlich gibt es bei beiden Herangehensweisen Dinge zu beachten. Und sicherlich ist nicht jede Art von Diät oder Fasten für jeden Menschen empfehlenswert.

Wir müssen erst gar nicht medizinische Bedenken anführen, schon unsere Individualität, die unterschiedliche persönliche Situation, schließt eine Idealmethode für alle gleichermaßen aus.

Bei aller, sicherlich auch berechtigter Kritik an den unterschiedlichen Arten sind jedoch viele über eine gewisse Zeit hilfreicher für die Gesundheit und inspirierender für den Einzelnen als das sture und ideenlose Festhalten an einem alten Essverhalten. Denn oft zeichnet sich dies durch Einseitigkeit, Nährstoffmangel oder Übermaß aus. Grund genug etwas zu ändern.

Diät oder Fasten? Was ist nun das Richtige für welchen Typ Mensch? Vor- und Nachteile ließen sich auflisten und gegenüberstellen.

Wir beginnen jedoch unsere Ernährungsumstellung weder mit einer Diät noch mit dem klassischen Fasten, sondern mit einer weitaus sanfteren (als das Fasten) und abwechslungsreicheren (als die meisten Diäten) Methode.

Wir benötigen dazu weder Ersatzpräparate noch Tabellen und Rechenschieber. Auch ist kein lästiges stundenlanges Vorbereiten der Mahlzeiten nötig.

Sanftes Fasten ohne Hunger

Einige „Experten" werden unseren Einstieg in die Ernährungsumstellung als „Basenfasten" bezeichnen, doch stimmt dies nur in einem sehr begrenzten Umfang. Die Verwandlung zu einem Menschen, der sich bewusst und gesund ernährt, erfolgt vielmehr durch Enthaltung, auch Abstinenz genannt.

ABSTINENZ = SICH ENTHALTEN

Abstinere (lat. "sich enthalten", "fernhalten"). Diese oft nur temporäre Enthaltsamkeit kann auf unterschiedliche Bereiche angewendet werden. Allen gleich ist das Ziel, einen positiven Effekt auf das eigene Leben zu erzielen und gewissen Grad an Reinheit zu erlangen.

Nehmen wir Abstand von einer bestimmten Nahrung, die wir suchtartig konsumieren und uns deshalb dauerhaft schädigt. Dazu gehören säurehaltige Nahrungsmittel. Wir steigen für eine überschaubare Zeit auf basische und neutrale Lebensmittel um, weshalb das Wort Basenfasten nur bedingt stimmt. Auch Fasten ist unangebracht, denn in dieser Zeit wollen wir keinen Hunger leiden. Unser Körper und Geist sind mit der Entsäuerung schon genug gefordert. Wir wollen ihnen nicht noch weiteren Stress bereiten.

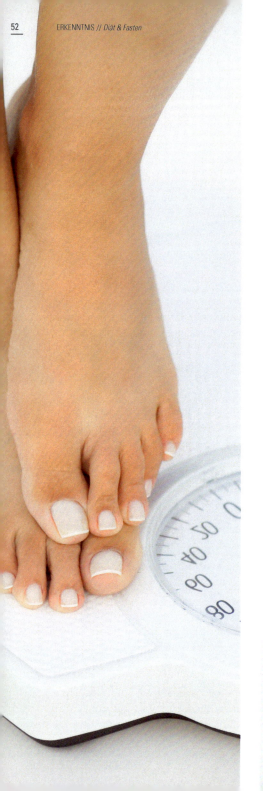

V
ON WAAGE AUF GEFÜHL UMSTELLEN

Kalorien, Kilos, Punkte, Pläne – all das sind zum Teil wichtige Hilfsmittel, damit wir unsere Ernährung in den Griff bekommen. Unser Verstand vermittelt uns das Gefühl der Überwachung und somit der Kontrolle. Tatsächlich setzen wir uns aber selbst stark unter Druck. Die Anspannung, die durch zählen, rechnen und notieren ausgelöst wird, beschäftigt bestenfalls unseren Geist.

Viel wichtiger als dieses oft trügerische Kopfgefühl ist es jedoch, wieder ein eigenes Körpergefühl zu entwickeln. Stellen wir uns also noch einmal vor dem Start unserer Entsäuerung auf die Waage und danach getrost das ständig drohende Messinstrument in die Ecke.

Es darf hin und wieder gerne Informationen liefern, aber nicht mehr das Zentrum in der Bewertung unseres Zustandes und der Mittelpunkt unseres Lebens sein. Wir wollen endlich unser Wohlfühlgewicht finden!

UNSER WOHLFÜHLGEWICHT

Das Wohlfühlgewicht ist jenes, bei dem wir uns körperlich, weil befreit von Einschränkungen oder gar Schmerzen jeder Art, und geistig, weil befreit vom ständigen Nachdenken über unsere Ernährung, glücklich fühlen.

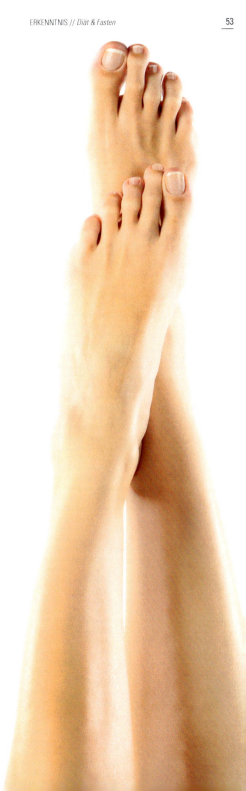

Und dieses Gewicht ist individuell. Natürlich gibt es einen Spielraum, denn auch mit dem Idealgewicht ist es so eine Sache. Einfache bis komplizierte Formeln suggerieren uns, dass ein Mann oder eine Frau in einem bestimmten Alter dieses oder jenes Körpergewicht haben sollte.

Das stimmt insoweit als Ober- und Untergrenzen existieren, die es zu beachten gilt. Aber glauben wir wirklich, dass lediglich die Eingabe von Zahlenwerten uns die nötige Erkenntnis hierüber liefert?

Gewicht ist individuell

Wer legt diese Zahlen fest und auf welcher Grundlage? Haben sich diese Zahlen in den vergangenen Jahren nicht schon mehrfach geändert und sind nicht auch die Parameter ständig in Bewegung? Wie gesagt: Hilfreich ja, aber nicht das letztendliche Maß der Dinge. Unser eigenes Gefühl sollte zumindest gleichberechtigt mit wissenschaftlichen Erkenntnissen einhergehen. Wir gehen noch weiter und wollen ein Gefühl dafür gewinnen, was uns gut tut, und wir wollen dies eben nicht nur in Zahlen sehen, sondern auch in unserem Aussehen erkennen. Und damit ist nicht nur die Gestalt des Körpers gemeint, sondern insbesondere unser Antlitz – das Gesicht.

ZAHLEN – WIE IMMER OHNE GEWÄHR

Wie verwirrend, sich widersprechend, und wenig individuell Zahlenwerte sind, verdeutlicht ein kleines Beispiel:

Nehmen wir die beiden Männer Thomas und Harry. Beide sind 43 Jahre alt, Familienväter, 180 cm groß und arbeiten auf derselben Baustelle. Genügend Gemeinsamkeiten also, und doch wären beide schlecht beraten, exakt dieselbe Ernährung zu bevorzugen und das gleiche Körpergewicht zu besitzen. Warum?

Laut Idealgewichtrechner beträgt das Idealgewicht für diese Männer jeweils 72 Kilogramm. Der BMI (Body Mass Index) liegt dabei bei 22. Bis 27 befindet er sich noch im Idealbereich.

Schauen wir uns die Männer genauer an: Thomas ist Bauzeichner, sitzt zumeist am Computer, erledigt zudem viele Tätigkeiten per Telefon und geht nur ab und an zur Baustelle, um sich nach dem Fortgang zu erkundigen. In seiner Freizeit beschäftigt sich Thomas ebenso mit detailverliebten Dingen. Er begeistert sich für Modellbau.

Harry steht bereits morgens um 7 Uhr auf dem Bau. Bei Wind und Wetter. Schweißtreibend muss er oft mit dem Presslufthammer anpacken. Zum Hinsetzen kommt Harry höchstens in den dünn gesäten Pau-sen. Dreimal pro Woche geht Harry noch ins Fitness-Studio, denn Krafttraining ist Harrys Leidenschaft.

Glauben wir nun wirklich, dass beide Männer ein und dasselbe Idealgewicht besitzen? Nur weil die Rahmendaten identisch sind?

Vielleicht würden Thomas die 72 Kilogramm „gut zu Gesicht" stehen, doch könnte Harry seine schwere körperliche Tätigkeit und Freizeitgestaltung mit diesem Idealgewicht überhaupt gesund bewältigen? Doch damit nicht genug. Thomas wiegt 69 Kilogramm und der BMI gibt vor, dass er untergewichtig ist und deshalb dringend zunehmen sollte. Doch der feingliedrige Thomas fühlt sich hervorragend, jedes weitere Kilo belastet ihn.

Harry dagegen wiegt 87 Kilogramm und liegt damit 15 Kilogramm über dem Idealgewicht. Grund zur Sorge? Nicht, wenn wir nach dem BMI gehen. Dort erreicht er mit 27 noch einen guten Wert. Harry fühlt sich aber nicht wohl, was sein Gewicht betrifft. Er benötigt zwar seine Muskeln für die Arbeit und ist auch ein wenig stolz auf seine kräftige Statur. Doch sein Bauch, die kleine runde Kugel, die er vor sich trägt, belastet nicht nur sein Selbstbewusstsein. Er spürt, dass auch seine Gesundheit darunter leidet. Die reinen Zahlen geben jedoch keinen Anlass zur Sorge.

Wir sehen, dass einiges mehr berücksichtigt werden muss, und niemand kann das besser beurteilen als wir selbst. Dies jedoch nur, wenn der Bezug zum eigenen Körper existiert, wenn wir spüren und sehen, was uns gut tut und was nicht. Und darauf unsere Ernährung ausrichten.

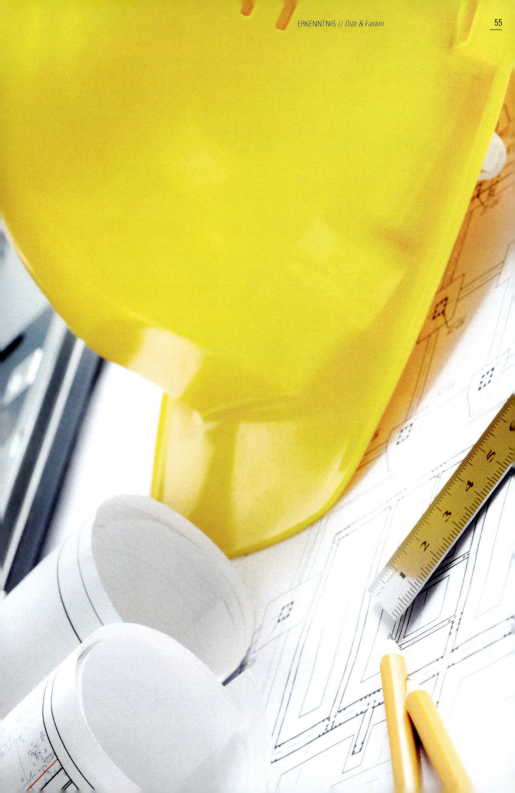

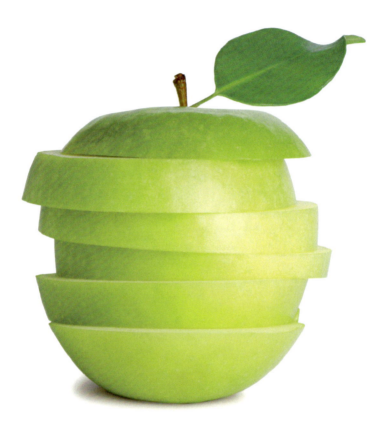

ERKENNTNIS ZUR ENTGIFTUNG

Wir wissen nun, dass der größte Teil der Krankheiten, unter denen wir Wohlstandsbürger leiden, seine Ursache in einer falschen Ernährung hat. Sie ist zu stark auf Genussmittel ausgerichtet und viel zu einseitig. Je nach individuellem Typ essen wir zu salzig, zu süß oder zu fett. Manche wechseln gar mehrmals am Tag dieses ungesunde Verhalten.

Ein weiteres bedeutendes Problem ist das Thema Übergewicht. In den meisten Fällen ist es auf eine übermäßige Nahrungsaufnahme zurückzuführen. Etwa die Hälfte von uns ist davon betroffen und kämpft mit seinen Auswirkungen. Wir können davon ausgehen, dass etwa jeder dritte Todesfall die direkte oder indirekte Folge einer fehlerhaften Ernährung ist.

Wir haben nun auch erkannt, welche Signale der Körper uns sendet und aufzeigt, wenn wir uns selbst mit unserem Essverhalten erheblich schädigen. Die Merkmale stehen uns buchstäblich im Gesicht geschrieben und müssen nur abgelesen werden.

Dieses Buch will jedoch nicht nur anleiten zum Erkennen, sondern vielmehr auffordern zum Umsetzen. Es möchte Mut machen und motivieren.

Abenteuer mit Erkenntnissen

Jetzt, da wir wissen, wo unsere Schwachstellen sind, sollten wir nicht warten, sondern damit beginnen, diese zu beseitigen. Heute und hier durchstarten in ein gesünderes Leben. Es ist der Start in eine verändernde Erfahrung. Ein kleines Abenteuer, bei dem wertvolle Erkenntnisse auf uns warten. Es ist die Rückkehr zu mehr Körpergefühl und mehr Selbstbestimmung. Ein von Süchten unabhängiges Denken und Handeln schenkt uns mehr Freiheit und Lebensqualität. In jedem Fall mehr Gesundheit.

Unser erster Schritt gilt deshalb der Befreiung von jeglichem Suchtverhalten in unserer Ernährung. Wir wollen wieder klar und unbeeinflusst spüren und entscheiden können, was unserem Organismus gut tut.
Eine Entgiftung ist hierfür der ideale Auftakt. Sie macht unseren Körper bereit und reinigt ihn für die darauffolgende Ernährungsumstellung.

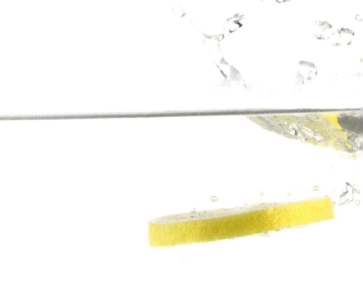

ENTGIFTUNG

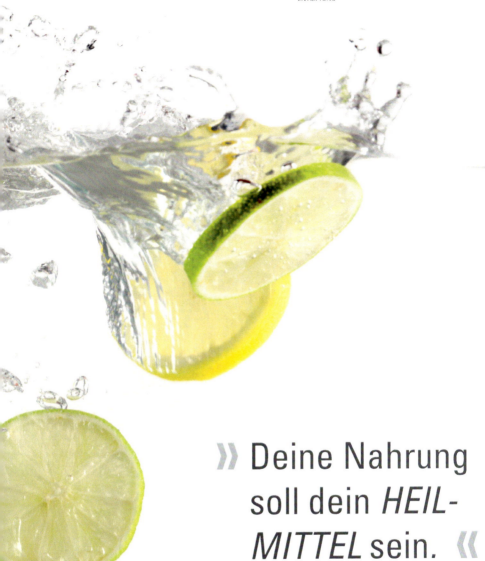

» Deine Nahrung soll dein *HEILMITTEL* sein. «

HIPPOKRATES VON KOS

VOR DEM NEUBEGINN

ENTGIFTUNG ALS REINIGUNG

Wie bereits in den vorherigen Kapiteln erwähnt, ist das Thema Reinigung für den Körper enorm wichtig. Das gilt sowohl für die äußerliche Reinigung (Waschen, Baden, Körperpflege jeder Art) als auch die Form der inneren Reinigung. Diese bezieht sich natürlich ebenso auf unsere Denkweise wie auch unser Handeln.

Sind unsere Worte oder Gedanken getrübt oder sogar giftig, wie kann dann unser Körper von derartigen „Verunreinigungen" befreit sein? Unser Äußeres ist immer Ausdruck unserer Geisteshaltung, und dies gilt im besonderen Maße für unser Gesicht.

Großputz für Körper und Geist

Wenn wir von Entgiftung sprechen, wollen wir uns freimachen von allem was uns betrübt und belastet. Endlich den nötigen Neubeginn wagen. Wir wissen aber auch wie schwer uns dies fällt. Der einfachste Einstieg ist deshalb ein körperlicher, der anfänglich nur in begrenztem Umfang eine Veränderung unserer Denkmuster erfordert.

Allein der bloße Wunsch, die bisherige Ernährungsweise in Frage und auf den Prüfstand zu stellen und sie mit dem eigenen Willen für kurze Zeit leicht bis radikal (je nach bisheriger Ernährung) zu ändern, kann enorme Kräfte in uns freisetzen.

Am Ende einer solchen Phase fühlen wir uns erleichtert, nicht nur um Gewicht, befreit und bereit, einen weiteren Schritt in unserer Entwicklung hin zu einer umfassend gesunden Lebensweise zu gehen.

Entgiftung ist also viel mehr: Sie ist als Oberbegriff für den gesamten Vorgang zu verstehen. Wir entsäuern und entschlacken, was wir geraume Zeit an Ballast angesammelt haben. Der längst fällige Großputz gilt diesmal unserem Körper.

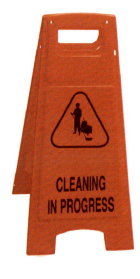

SÄURE ÜBERFRACHTUNG

Hat sich denn überhaupt etwas angesammelt? Sollten wir uns die Frage tatsächlich stellen, beantwortet uns dies der Körper, besonders aber unser Gesicht, schnell und eindringlich. Wir müssen von nun an nur noch aufmerksam hin und nicht mehr wegsehen.

Wir haben bereits erfahren, wie sich eine ungesunde Ernährungsweise auf unser Antlitz, also das Gesicht, niederschlägt. Natürlich sind Verformungen des Körpers, die wir nun als Blähbauch oder Kotbauch identifiziert haben, nicht minder dramatische Zeichen.

Schnell, aber sauer

Eine vernünftige Verteilung von Säuren und Basen in der Nahrung kann derartige Entwicklungen verhindern. In unserer modernen Gesellschaft neigen wir dazu, den Anteil der säurehaltigen Nahrungsmittel, wie z. B. Fleisch und Wurst, in unserer Ernährung zu übertreiben. Diese liefern uns oft schnelle Energie und erwecken in uns den Anschein von Kraft und Leistungsbereitschaft.

In Wahrheit haben wir uns viel zu abhängig von dieser einseitigen Art der Energiegewinnung gemacht. Längst haben wir geheime und offene Süchte auf und durch verschiedene Lebensmittel entwickelt. Eine Entgiftung legt diese Abhängigkeiten, die uns unmündig und krank machen, schonungs**los offen.**

SUCHE NACH SÜCHTEN

Selbst ein passionierter Raucher wird zugeben, dass sein Tun ein Suchtverhalten darstellt. Er hat sich abhängig gemacht von einer lebensgefährlichen Droge. Menschen mit einem großen Alkoholkonsum fällt diese Selbsterkenntnis schon schwerer.

Auch wenn wir selbst weder zu der einen noch der anderen Gruppe gehören, ist die Wahrscheinlichkeit groß, dass wir längst in eine andere Suchtfalle getappt sind. Stellen wir uns folgende Fragen:

Auf welche Nahrungsmittel, von denen wir definitiv wissen, dass sie im Übermaß ungesund sind, möchten wir keineswegs verzichten? Auf welche haben wir regelrecht Heißhunger? Schreiben wir diese Lebensmittel einmal auf, wir werden Ihnen vermutlich während der Entgiftung wiederbegegnen.

NOTIZEN:

_____
_____
_____
_____
_____
_____
_____
_____
_____
_____

Auch scheinbar harmlose Lebensmittel halten uns an der Kette. Wie anders ist beispielsweise der große Erfolg von Limonaden und neuerdings Energy-Drinks zu erklären? Viele können sich Getränke ohne den Zusatz von Zucker, Süßstoffen und Aromen gar nicht mehr vorstellen.

Die typische Aussage eines Süchtigen lautet oftmals: „Das schmeckt ohne Zucker nicht!" Tatsächlich geht es nicht mehr um den Geschmack, sondern um unsere Sucht. Der vergiftete Körper fordert und unser Geist folgt entmündigt!

WEISHEIT

ES GIBT NIEMANDEN, DER NICHT ISST UND TRINKT, ABER NUR WENIGE, DIE DEN GESCHMACK ZU SCHÄTZEN WISSEN. KONFUZIUS

WO STECKT DIE SÄURE

Wir wissen, dass Nikotin, Alkohol und Süßigkeiten einen negativen Einfluss auf unsere Gesundheit haben. Sie sorgen dafür, dass unser Organismus übersäuert und erkrankt. Jeder von uns geht anders, sehr individuell, mit seinen Suchtmitteln um. Zumindest in unserer Freizeit haben sie längst einen festen Platz erlangt. Begriffe wie Zigarettenpause, Feierabendbier und Schlemmerwochenende künden davon.

Früh sauer

Doch finden wir ein Übermaß an säurehaltiger Nahrung, an Suchtstoffen, auch im Alltag und in unserer täglichen Ernährung? Schauen wir uns dazu an, was von vielen Menschen als durchweg gesundes Frühstück angesehen wird: Kaffee, Orangensaft, Mineralwasser und vielleicht auch ein Glas Milch spülen die mit Wurst oder Käse belegten und zuvor mit Butter bestrichenen Weizenbrötchen hinunter.

Ein gekochtes Ei und oft viel zu süße Cerealien erfreuen den Schlemmer beim ausgiebigen Morgenschmaus.

Wer sich diesem hingibt, bemerkt oft sehr schnell, wie Müdigkeit oder andere weitaus drastischere Körperreaktionen die Folge sind. Der Körper reagiert nun gereizt auf einen erheblichen Vergiftungszustand.

Fällt das Frühstück in der Menge etwas weniger opulent aus, so weiß der Körper noch einige Inhalte, also Nährstoffe, zur Energiegewinnung zu nutzen und startet durch. Dieser Kurzspurt endet aber für viele bereits in der Frühstückspause. Für andere wiederum am Knabberteller im Büro oder dem Kaffee mit süßen Stückchen.

recht im Bindegewebe gespeichert, doch unsere Speicher sind irgendwann randvoll gefüllt. Nun beginnt der Prozess der Ablagerung, die unsere Gesundheit maßgeblich beeinträchtigt.

Der Säure fehlen die Basen

Dem zuvor geschilderten Frühstück fehlen völlig die Lebensmittel, welche der basischen Gruppe zugeordnet werden. So beginnen wir bereits den Tag mit einem massiven Ungleichgewicht in unserer Ernährung. Wir sollten uns aber bemühen, einen vernünftigen Anteil von maximal einem Drittel Säurebildner nicht zu überschreiten. Für unser Frühstück könnte dies bedeuten, dass wir auf einzelne Inhalte verzichten und uns auf andere konzentrieren.

So könnten wir noch vor dem Frühstück ein Glas stilles Wasser trinken. Danach genießen wir zum Beispiel eine Tasse Kräutertee mit Vollkornbrot, das mit nur einer Art von Säure belegt ist. Sind zeitgleich Wurst und Käse denn wirklich notwendig?

Bindegewebe verschlackt

Das Übermaß an Säuren wirkt fortan belastend für den Organismus und verursacht zudem einen Verlust an körpereigenen Mineralien. Zudem verschlackt unser Bindegewebe und kann seiner eigentlichen Aufgabe nicht mehr optimal nachkommen. Diese besteht maßgeblich darin, Nährstoffe und Sauerstoffe aus dem Blut hin zur Zelle zu führen und die Abbaustoffe der Lymphe wegzuschaffen. Anfänglich wird die „übersäuerte" Flüssigkeit noch regel-

TYPISCHE SÄUREBILDNER

Kohlensäurehaltige Getränke

Alkohol

Kaffee

Tee (Schwarz, Grün und aromatisierte Früchte)

Eier, Quark, Butter

Fleisch, Wurst

Geschälter Reis

Weizenprodukte

Raffinierte Fette

Zucker

SÄURE ÜBERFRACHTUNG

Natürlich können wir unseren Körper auch mit Säuren belasten, die wir nicht aus der Nahrung beziehen. Wir selbst sind in diesem Fall die direkten Verursacher.

Milchsäure oder Salzsäure sind für viele Menschen weitaus tückischer, da sie selten mit einer einfachen Willensanstrengung, die bei einer Ernährungsumstellung gefordert ist, in den Griff zu bekommen sind. Hier ist der Mensch als Ganzes gefordert: Sein Wille, seine Einstellung, seine Denkweise.

SÄUREN IN MEDIKAMENTEN:

Acetylsalicylsäure | SCHMERZMITTEL

SÄUREN IN SUCHTMITTELN:

Nikotin | TABAK
Alkohol

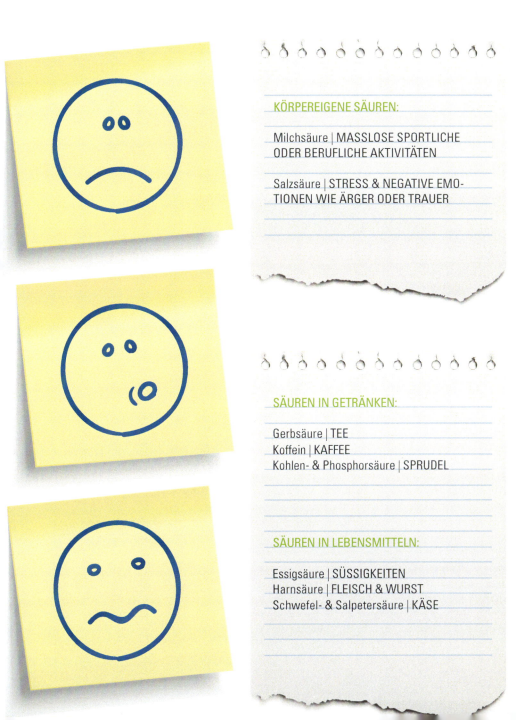

KÖRPEREIGENE SÄUREN:

Milchsäure | MASSLOSE SPORTLICHE ODER BERUFLICHE AKTIVITÄTEN

Salzsäure | STRESS & NEGATIVE EMOTIONEN WIE ÄRGER ODER TRAUER

SÄUREN IN GETRÄNKEN:

Gerbsäure | TEE
Koffein | KAFFEE
Kohlen- & Phosphorsäure | SPRUDEL

SÄUREN IN LEBENSMITTELN:

Essigsäure | SÜSSIGKEITEN
Harnsäure | FLEISCH & WURST
Schwefel- & Salpetersäure | KÄSE

MONDAY	TUESDAY	WEDNESDAY	THURSDAY
		1	2
6	7	8	9
13	14	15	16
20	21	22	23
27	28	29	30

DIE 14 TAGE ENTGIFTUNG

UNSER PLAN

Viele Ernährungspläne sind ausgefeilte und komplizierte anmutende Konstrukte, die wir schon ob ihrer Komplexität für glaubwürdig erachten und sie ehrfürchtig hochhalten. Die Wahrheit liegt jedoch weit jenseits jeglicher Formeln, Tabellen und erklärungsbedürftiger Regeln.

Wahr ist, was einfach und klar ist!

Das gilt für das gesprochene Wort genauso wie für unseren Körper. Unser Plan basiert auf einer zweiwöchigen Abstinenz. Wir fasten also nicht und machen keine Diät. Wir verzichten stattdessen bewusst vierzehn Tage auf die Zufuhr von Säuren.

durch die eingeschränkte Funktionstauglichkeit von Leber, Galle, Bauchspeicheldrüse, Magen oder Niere, aus dem Gleichgewicht geraten.

Auch wenn wir Säuren für einen kleinen Zeitraum hinten anstellen, so bleiben doch genug Basen und Neutrale (z.B. Nüsse, Pilze, Vollkornprodukte, Olivenöle u.v.m.), die uns ausreichend versorgen. Wir sind auch nicht beschränkt in der Menge oder Zubereitungsart unserer Nahrung, denn es geht vornehmlich darum, den Körper von seinen Einlagerungen, seinen übermäßigen Säuren und Süchten zu befreien. Dass wir, je nach Stoffwechseltyp und möglichen Übergewichts, in unterschiedlichem Maße dabei abnehmen, ist ein angenehmer Nebeneffekt.

BASENSPENDER

Kartoffeln, Kürbis, Pilze

Gemüse (vornehmlich im Boden wachsend)

Dill, Kresse, Sellerie

Obst (voll ausgereift), Trockenfrüchte,

Kokosnüsse

Mandeln

Kichererbsen

Knoblauch, Gewürzkräuter (heimisch und wild)

Stilles Wasser (mit hohem Mineralgehalt), Kräutertee

BASEN UND SÄUREN

In unserem Körper sind sowohl Säuren als auch Basen vorhanden. Die Verteilung wird mit dem ph-Wert ermittelt. Ein ph-Wert von 0 bis 7 wird dem sauren Bereich, ein Wert von 7 bis 14 dem basischen Bereich zugeordnet. Unsere Organe weisen unterschiedliche ph-Werte auf. Jedoch liegt der Wert in unserem Blut konstant bei 7,4. Abweichungen davon können zur Schädigung unseres Organismus führen. Der Säure/Basenhaushalt kann durch unsere Ernährung und ungesunde Lebensweise, auch

Wir wollen unseren Körper nicht zu großem Stress aussetzen. Das heißt, wir verzichten bewusst auf zusätzliche unterstützende Maßnahmen, wie beispielsweise Darmreinigungen. Sanft Entgiften ist unser Credo! Was langsam den Körper mehr und mehr belastet und der Gesundheit zunehmend schadet, sollte und kann auch nicht über Nacht mit einer aggressiven „Holzhammer-Methode" ausgetrieben werden.

Langsam statt radikal

Kein Wunder winkt am Ende einer Fastenkur oder einer erfolgreichen Diät der gefürchtete Jojo-Effekt. Der Körper hatte gar nicht die Möglichkeit, sich den neuen Gegebenheiten so schnell anzupassen. Was sich aufgrund falscher Ernährung oft über Jahre entwickelte, soll nun innerhalb von wenigen Tagen bis Wochen ins komplette Gegenteil gedreht werden?

Gefühl der Leichtigkeit

Wir vertrauen fortan der Regeneration unseres Körpers, wenn wir ihm nur die richtigen Anstöße, die nötige Geduld und die ungeteilte Aufmerksamkeit schenken. Während der Entgiftung sollten wir uns dabei immer wieder reflektieren:

Wie reagiert mein Körper auf die Abstinenz gewohnter Nahrung? Was verändert sich gerade in meinem Leben? Nicht nur die Ernährung, auch Gedanken und Einstellungen können sich wandeln.

Und: Wie verändern sich mein Gesicht und Körper?

Natürlich dürfen kopflastige Menschen auch ein Messinstrument als Hilfsmittel einsetzen. Eine Waage ist dabei völlig ausreichend. Dazu wiegen wir uns am Vorabend der Entgiftung ein letztes Mal. Erst am Tag nach der Entgiftung prüfen wir unser Gewicht erneut und vergleichen die Zahlenwerte mit unserem gefühlten Zustand. Mit dem Verlust von Gewicht und Säure geht oft auch ein Gefühl der geistigen Leichtigkeit einher. Wir fühlen uns wieder befreit, inspiriert und schmieden Pläne.

SÄURE MESSEN

In der Apotheke gibt es Universal-Indikatorpapier zu kaufen. Flüssigkeiten wie Schweiß, Urin, Sekrete und Speichel können damit auf ihre Säurebelastung geprüft werden. Auch lassen sich auf diese Weise säurehaltige Getränke ganz einfach nachweisen. Wer seine Körperflüssigkeiten überprüfen möchte, sollte dies besser am Ende einer Entgiftung tun. Anfänglich, im noch stark belasteten Körper, unterliegen die Werte noch erheblichen Schwankungen. Am Ende geben uns die Farbskalen des Indikatorpapiers jedoch einen guten Eindruck über den Zustand unserer Säure-

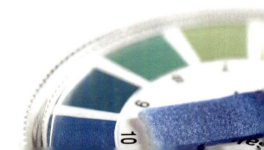

belastung. Im Idealfall ist sie nur noch unerheblich gering bis nicht mehr existent.

Hilfreicher als das bloße Notieren von Zahlen und Fakten sind tägliche Notizen, die wir über unsere Erlebnisse und unseren gefühlten Zustand machen.

Wir dürfen nicht vergessen, dass wir unserem Körpergefühl, einem gesunden Menschenverstand und einem sicheren Auge vertrauen wollen. Eben nicht mehr der scheinbaren Sicherheit von Formeln und Zahlen.

Eine kleine Tabelle, in der wir die 14 Tage in einer Art Tagebuch für uns festhalten, verschafft uns Überblick und eignet sich ebenso zum Vergleich mit zukünftigen Entgiftungen.

ENTGIFTUNGSWEISE

Hat sich in Bezug auf Stuhlgang, Urin, Schweiß und Atmung etwas verändert? Etwa Häufigkeit, Farbe, Festigkeit oder Geruch?

SCHLAFVERHALTEN

Wie ist unser Schlaf? Wenn er unruhig ist, zu welcher Uhrzeit wachen wir auf? Gibt es Regelmäßigkeiten?

HEISSHUNGER

Auf welche Nahrungs- und Genussmittel haben wir unbändigen Hunger? Welche Nahrungsmittel vermissen wir, welche nicht?

KÖRPERREAKTION

Wie geht es uns körperlich? Besser als gewohnt oder fühlen wir uns zeitweise unwohl und spüren gar Schmerzen? Wenn ja, welcher Art und wie häufig?

STIMMUNGSLAGE

Sind wir jederzeit voll motiviert oder drohen wir, was unser Suchtverhalten betrifft, immer wieder rückfällig zu werden? Welche Gefühlszustände haben wir durchlebt?

NOTIZEN:

_____
_____
_____
_____
_____
_____
_____
_____
_____
_____
_____
_____
_____
_____
_____

ESSEN UND GETRÄNKE

Wir bereits erwähnt, vermeiden wir beim Essen bestmöglich die Aufnahme von Säuren. Dies wird uns nicht immer gelingen, da wir in einigen Nahrungsmitteln die Inhaltsstoffe nicht ganz kontrollieren oder ausschließen können. Dort, wo es uns aber möglich ist, zeigen wir die nötige Konsequenz.

Auch entfallen einige wenige basische Lebensmittel während unserer Entgiftung, denn es geht uns, wie wir ebenfalls erfahren haben, nicht primär um ein Basenfasten, vielmehr um das Entschlacken des Körpers. Für Rahm ist beispielsweise kein Platz in dieser Zeit.

In der Entgiftungsphase lernen wir die nötige Balance zwischen konsequenter Ernsthaftigkeit und einer fast spielerischen Leichtigkeit im Umgang mit unserer Ernährung. Wenn der Körper von seinen Süchten erst einmal befreit wurde, gelingt uns dies zunehmend besser.

Tiere müssen draußen bleiben

Damit wir ein Höchstmaß an Säuren vermeiden, sind während der Entgiftung alle primären und sekundären tierischen Produkte für uns kein Thema. Der Verzehr von Fleisch, Fisch, Wurst (primär) und Butter, Milch, Eier, Joghurt, Quark, Sahne oder Käse (sekundär) sind uns streng untersagt.

Auch Weizenprodukte in Form von Brot, Nudeln, Keksen oder Kuchen verschwinden von unserem Speiseplan. Im Übermaß, besonders in Kombination mit Eiweiß und Zucker, trägt dieses Nahrungsmittel erheblich zu unserer Verschlackung bei.

Genuss ohne Mittel

Ein striktes Nein gilt den Genussmitteln und ganz besonders dem Zucker. Egal in welcher Form, ob als Zusatz oder als Bestandteil von Süßigkeiten. Schokolade, Bonbons, Fruchtgummi, Kaugummi, auch Traubenzucker verschwinden im Schrank oder besser gleich in der Mülltonne.

Auch Produkte, die mit Süßstoffen behandelt sind, finden keinen Zugang zu unserem Entgiftungsplan. Im Gegenteil: Dies sind minderwertige Nahrungsmittel, die unseren Organismus noch stärker belasten.

Fast Food – Fast Fett

Müssen wir es extra erwähnen? Vielleicht ja, denn Fast Food ist nicht nur die Burgerkette oder Döner-Bude um die Ecke. Fast Food ist auch das Fertiggericht aus dem Karton oder Plastikbecher. Wir machen um diese Nahrungsmittel einen ebenso großen Bogen wie um Frittiertes, Aromen und Konservierungsstoffe. Diese konservieren natürlich nicht nur das Nahrungsmittel vor dem Verzehr, sondern wirken nachhaltig negativ in unserem Organismus.

Erlaubt ist, was gesund ist

Nach dem Wegfall von Weizen stehen Vollkornprodukte für uns im Vordergrund. Brot und Nudeln sind auch in der Vollkorn-Variante sehr schmackhaft.

Wir müssen uns nur daran gewöhnen. Beim Kauf sollten wir ein Augenmerk auf die Inhaltstoffe richten. Nudeln ohne Eier sind zu bevorzugen. Dies gilt auch für Vollkornkekse, die zusätzlich ohne den Inhaltsstoff Zucker auskommen müssen. Für die vegetarische Vollkornpizza gilt: Käse dringend vermeiden!

Vollkornreis und ungeschälter Reis sorgen ebenso für einen vollen Magen wie es Kartoffeln tun. Rezepte und Varianten gibt es für diese Lebensmittel in Hülle und Fülle. Wer zu seinen Speisen bisher Soßen bevorzugt hat, ist während der Entgiftung allerdings etwas reduziert. Auf der wirklich sicheren Seite sind wir nur mit einer frischen Tomatensoße oder grünem Pesto.

Was der Boden hergibt

Von Kartoffeln war bereits die Rede. Sie sind auf unserem Speiseplan ein wichtiger Bestandteil. Natürlich können wir, wenn die Kartoffel nicht zu unseren Lieblingsspeisen gehört, auch komplett auf Vollkornnudeln und ungeschälten Reis ausweichen.

Enorm wichtig ist jedoch die Aufnahme von ausreichend Gemüse. Besonders was im Boden wächst, ist als Basenspender wertvoll. Aber auch über der Erde gedeiht, was für unsere Entgiftung und Gesundheit sehr wichtig ist. Ein Schwerpunkt muss dabei nicht gesetzt werden. Im Gegenteil: Die Abwechslung und den Variantenreichtum der Natur wollen wir voll auskosten.

Ob als Rohkost, gekocht oder angebraten. Die Zubereitungsart gestalten wir ganz nach unseren Vorlieben. Einschränkungen gelten lediglich für bestimmte

Hülsenfrüchte. So reduzieren wir während dieser Zeit Erbsen und weiße Bohnen. Linsen streichen wir komplett aus dem Speiseplan. Der Grund: Hülsenfrüchte werden mit Harnsäure in Verbindung gebracht, und um deren Reduzierung geht es uns ja.

Übrigens sind auch Pilze, das Gemüse des Waldes, ebenso willkommen auf unserem Tisch wie Nüsse. Hier sind Mandeln zu bevorzugen und Erdnüsse zu meiden.

Freche Früchtchen

Obst steht nun wirklich nicht ganz oben auf der Liste basischer Nahrungsmittel, doch wollen wir auf die vitaminreiche Kost während der Entgiftung keinesfalls verzichten. Zahlreiche Früchte unterstützen durch ihre Inhaltstoffe die Entgiftung des Organismus.

Wir wollen jedoch einige Regeln beachten. So essen wir nur reife Früchte und halten den Anteil an Zitrusfrüchten möglichst gering. Frisches Obst hat immer Vorrang, aber auch Trockenfrüchte und selbst ungezuckerte Früchte in Dosen sind eine Bereicherung in der Entgiftungsphase.

Noch ein Wort zum beliebten Fruchtaufstrich: Wenn wir darauf nicht verzichten wollen, sollten wir darauf achten, dass er auch wirklich zuckerfrei ist. Selbst dann nehmen wir täglich nicht mehr als zwei Teelöffel für unseren Brotaufstrich. Selbiges gilt auch im Ersatzfall für Honig.

Alles in Butter?

Der Brotaufstrich gibt oft Anlass zur Ratlosigkeit. Frühzeitig gewöhnen wir uns an, dass auf das Brot und unter Wurst, Käse, Marmelade und Honig Butter zu streichen ist. Ob dies wirklich nötig ist, entscheidet der individuelle Geschmack. Auch der Gesundheitsaspekt der Butter ist im Einzelfall zu betrachten, je nach Typus kann sie für uns ein wertvolles oder weniger gesundes Nahrungsmittel sein. Da wir während der Entgiftung auf tierische Eiweiße verzichten, entfällt sie ohnehin.

Auch die Margarine als Ersatz bietet aus gesunder Ernährungssicht genügend Angriffsflächen. Wenn wir uns während der beiden Wochen aber an wenig Pflanzen-Margarine halten, machen wir nichts falsch. Inzwischen gibt es auch Margarine aus Olivenöl und anderen gesunden Inhaltsstoffen. Wir lesen in jedem Fall die Inhaltsstoffe und meiden künstliche Bestandteile. Dies gilt natürlich auch für Joghurt oder Milchanteile.

GEWÜRZE

Während der Entgiftung verschwinden scharfe Gewürze aus Kochtopf und Teller. Etwas Pfeffer und Salz sind dagegen erlaubt. Noch besser ist es jedoch, wenn wir heimische und wilde Kräuter in unsere Ernährung integrieren. Sie geben dem Essen eine unverwechselbare Note und sind große Helfer für unsere Gesundheit. Übrigens dürfen auch Ingwer und Knoblauch zur Verfeinerung verwendet werden.

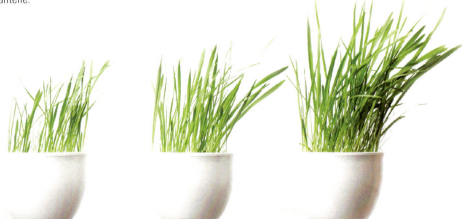

VERHALTENSREGELN

An zwei Tagen in jeweils einer Woche, also an insgesamt vier Tagen während der Entgiftung, gibt es Einschränkungen im Ablauf. An diesen Tagen verschaffen wir unseren Entgiftungsorganen zusätzlich etwas Luft und belasten diese nicht mit noch mehr Arbeit.

Wenngleich sich der Magen unangemessen „behandelt" und leer anfühlen könnte, werden es uns die Leber und der Darm ganz besonders danken. Wie gestalten wir diese beiden Tage?

Besondere Tage

Einen Tag in der Woche machen wir zum „Tag der Flüssigkeit". An diesem Tag nehmen wir nur, dafür aber reichlich, flüssige Nahrung zu uns und beschränken diese auf nicht säurehaltige Getränke. Wir versorgen uns mit mindestens drei Litern Kräutertee und kohlensäurefreiem Wasser. Natürlich ist auch eine Gemüsebrühe oder Suppe erlaubt.

Neben der Entlastung durch den Wegfall der festen Nahrung sorgen die Flüssigkeiten auch für einen verbesserten „Abtransport" der gelösten Schlacke. Wir sind frei in der Wahl dieses Tages, jedoch macht es wenig Sinn, diesen bereits am ersten Tag der Entgiftung zu begehen.

Auch sollte die Zeitspanne zwischen dem ersten und dem zweiten „Tag der Flüssigkeit" etwa eine Woche betragen. So bietet sich beispielsweise der sechste und zwölfte Tag an.

Übrigens: Für einen solchen Tag wäre unser Körper auch während eines Jahres hin und wieder sehr dankbar.

Einmal pro Woche, am dritten und zehnten Tag, verzichten wir zusätzlich bewusst auf das Abendessen. Das heißt, wir nehmen nach 18 Uhr keine feste Nahrung zu uns. Hierfür wurde der Begriff des „Dinner Cancelling" populär. Unser Körper erhält eine zusätzliche Ruhephase beim Entgiften. Wir sollten jedoch nicht vergessen, zuvor ausreichend zu Mittag zu essen. Am Nachmittag ist nochmals etwas Obst möglich.

DINNER CANCELLING

Eine Ernährungsweise, die auf das Abendessen verzichtet. Zwischen der letzten Nahrung des Tages und dem Frühstück des Folgetages sollten mindestens zwölf Stunden liegen. Eine mögliche Zeitspanne startet beispielsweise um 18 Uhr und endet am nächsten Morgen um 7 Uhr. Der Körper erhält so einen längeren Zeitraum zur Regeneration, da er wenig Energie für die Verdauung aufwenden muss. Die Aufnahme von Wasser oder Kräutertee ist allerdings möglich.

Jeden Morgen

Der Tag beginnt grundsätzlich, noch vor dem Zähneputzen oder gar dem Rauchen einer Zigarette, mit einem Glas lauwarmem Wasser. Dies bringt die nächtlichen Entgiftungsaktivitäten des Organismus zu einem gelungenen Ende und ermöglicht uns einen sanften Start in den Tag.

Keinesfalls sollten wir uns für die weggelassenen Säuren einen Ersatz suchen. Wir dürfen das Rauchen und permanente Kauen von belastetem Kaugummi nicht als Ersatz für den Genuss von Nahrungsmittel einsetzen.

HEILSCHMERZEN

Sollten während der Entgiftung kleine Schmerzzustände auftreten, so ist dies kein Grund zur Besorgnis. Beim Entzug von Giften reagiert der Körper oft mit Entzugserscheinungen. Hierfür werden auch die Begriffe „Heilschmerz" oder „Erstverschlimmerung" verwendet. Starke Kaffeetrinker reagieren auf den Koffeinentzug für gewöhnlich mit ein bis zwei Tagen Kopfschmerzen.
Doch Vorsicht: Wir erwarten den Schmerz nicht, denn er tritt nicht zwangsläufig auf und ist individuell verschieden. Oft klingt er bereits nach einem Tag ab. Sollte er jedoch einige Tage anhalten, suchen wir die Hilfe eines Arztes oder Heilpraktikers.

ZU GUTER LETZT

Mit das schädlichste Gift, das wir uns zuführen, steckt in einer Zigarette. Unser Gesicht zeigt die zerstörerische Wirkung des Nikotins mit den Jahren. Es wird entstellt, seinem frischen Aussehen beraubt. Die Gifte entziehen dem Körper wertvolle Mineralien, lassen die Haut frühzeitig altern und schädigen unsere Organe.

Und doch: In unserer Entgiftung konzentrieren wir uns zuerst ausschließlich auf die Ernährung, was nur sekundär den Konsum von Zigaretten betrifft. Es ist zu beobachten, dass starke Raucher, die beim Entgiften bereits heftig reagieren, durch eine plötzliche Zigarettenabstinenz in erhebliche Stresszustände geraten.

Ihr Körper entledigt sich dann zahllosen giftigen Stoffen, doch der aufkommende Stress, der Druck des Nichtrauchens, wirkt sich kontraproduktiv auf unsere ernährungsfokussierte Entgiftung aus. Dies soll nun nicht heißen, dass wir dem Rauchen weiterhin großzügig Platz einräumen. Vielmehr fällt auf, dass Menschen, die auf eine gesunde Ernährung umgestellt haben, sehr schnell das Bedürfnis verspüren, nun auch endlich mit dem Rauchen aufzuhören. Insofern ist die Entgiftung, wie wir sie hier kennenlernen, ein erster gewaltiger Schritt weg vom Nikotin.

Stress und Entgiftung

Stress lässt unseren Körper übersäuern und sorgt damit für eine permanente Vergiftung unseres Organismus. Im Magen produzieren wir im Übermaß Salzsäure und belasten damit die Balance unseres Körpers schwer. Auch die Milchsäure ist nicht nur für Spitzensportler oder ambitionierte „Freizeitolympioniken" ein Thema. Jeder von Aufgaben überlasteter Mensch leistet mit einer fehlgeleiteten Einstellung oder Lebensweise seiner Gesundheit keinen Gefallen. Deshalb sollten neben dem Ernährungsverhalten auch unsere verkrusteten Denk- und Verhaltensweisen auf den Prüfstand. Eine Veränderung unserer täglichen Routine, alter Rituale und Muster, aber auch das Erlernen und Praktizieren von Entspannungstechniken sorgen für eine zusätzliche Steigerung des Wohlbefindens und der Allgemeingesundheit.

Wie oft entgiften?

So individuell wie wir Menschen sind, so individuell fällt hierzu eine passende Antwort aus. Auch bei der Anzahl gilt es, motiviert, jedoch auch in einem vernünftigen und umsetzbaren Rahmen vorzugehen.

Ist die Ernährungsumstellung hin zu einer gesunden Lebensweise geglückt, so sind sicherlich zwei Entgiftungen pro Jahr völlig ausreichend. Bei Menschen mit stärkeren Einschränkungen und einem hohen Grad an Übersäuerung gilt diese Regel nicht. Auch Menschen, die zur Inkonsequenz neigen und eine gesunde Ernährung immer wieder einschränken, sollten sich bis zu vier Entgiftungen im Jahr vornehmen.

Der ideale Zeitpunkt

Den Zeitpunkt machen wir weniger am Kalender, sondern an der einzelnen Person fest. Der individuelle Tages- und Lebensablauf sind wichtige Faktoren hierfür. Art und Umfang der Arbeit, das Freizeitverhalten, Urlaubsreisen, Familienaktivitäten und Feste, all dies spielt eine Rolle. Jeder von uns kann beim Blick auf den Kalender selbst erkennen, wann es für ihn in den Lebensrhythmus passt. Jeder sollte hier ehrlich mit sich und seinen Gewohnheiten sein. Nichts ist frustrierender, als eine begonnene Entgiftung wegen gesellschaftlicher Verpflichtungen, und mögen sie nur vorgeschoben sein, abzubrechen oder erst gar nicht anzutreten. Über fünfzig Wochen im Jahr bieten in jedem Fall mehrfach die Möglichkeit, sich einer Entgiftung des Körpers zu widmen.

Einen guten Start ins neue Jahr bietet beispielsweise gleich die erste Januarwoche. Im Dezember schlagen viele von uns sehr gerne über die Stränge. Zuckergebäck, fettes Essen, Alkohol und all dies im Übermaß sind für einige Wochen Teil unserer Ernährung und belasten unsere Gesundheit erheblich. Wer also nach dem Schlemmen über die Weihnachtstage und den Feierlichkeiten zum Jahreswechsel seinem Körper etwas Gutes tun möchte, der kann bereits am zweiten oder dritten Tag des neuen Jahres ein Zeichen setzen. Die erfolgreiche Überwindung und die gewonnenen Erfahrungen motivieren für die vor uns liegenden zwölf Monate. Natürlich bietet auch die Zeit nach Ostern oder rund um die Sommerferien willkommene Anlässe.

Auf einen Blick

ERLAUBTE GETRÄNKE

- ✔ Kräutertee & stilles Wasser
- ✔ Der Tag beginnt mit einem Glas lauwarmem Wasser
- ✔ Täglich drei Liter Flüssigkeit sind Pflicht

! DINNER CANCELLING

Am dritten und zehnten Tag kein Abendessen

Vorher jedoch ausreichend zu Mittag essen

! TAG DER FLÜSSIGKEIT!

Am sechsten und zwölften Tag nur flüssige Nahrung

Neben Getränken sind Gemüsebrühe und Suppe erlaubt

ERLAUBTE NAHRUNGSMITTEL:

- ✔ Vollkornprodukte (Nudeln, Brot, Kekse ohne Zusätze)
- ✔ Tomatensoße oder Pesto
- ✔ Kartoffeln
- ✔ Reis (ungeschält)
- ✔ Sojaprodukte (z. B. Tofu, Sojamilch, Sojacreme)
- ✔ Obst (reif oder getrocknet, weniger Zitrusfrüchte)
- ✔ Gemüse, Salate, Pilze
- ✔ Nüsse (ohne Salz, keine Erdnüsse)
- ✔ Zuckerfreier Fruchtaufstrich und Honig (geringe Menge)
- ✔ Gemüseaufstriche (Bio, ohne Konservierungsmittel)
- ✔ Pflanzen-Margarine (ohne Joghurt oder gesundheitsschädliche Zusätze, wie Gylcidyl-Ester)
- ✔ Olivenöl, Rapsöl, Essig
- ✔ Knoblauch
- ✔ Kokosmilch (nur zum Verfeinern des Essens)
- ✔ Bevorzugt heimische und wilde Kräuter (Thymian, Oregano, Petersilie, Schnittlauch, Basilikum)
- ✔ Wenig Pfeffer und Salz

ENTGIFTUNG // Die 14 Tage Entgiftung

NICHT ERLAUBTE NAHRUNGSMITTEL

✗ Alle primären tierischen Produkte
(wie Fleisch, Fisch, Wurst)

✗ Alle sekundären tierischen Produkte
(wie Butter, Milch, Eier, Joghurt,
Quark, Sahne, Käse)

✗ Zucker, Süßstoffe, Süßigkeiten
(Schokolade, Bonbons)

✗ Weizenprodukte
(Brot, Nudeln, Kuchen)

✗ Genussmittel
(Alkohol, Koffein)

✗ Fertiggerichte

✗ Frittiertes

✗ Keine scharfen Gewürze

KRANKHEIT UND MEDIKAMENTE

Sollten Sie sich wegen einer schweren Erkrankung in ärztlicher Behandlung befinden oder regelmäßig Medikamente einnehmen, ist eine Abstimmung mit dem Arzt oder Heilpraktiker vor der Entgiftung unbedingt erforderlich.

BEACHTEN

✗ Konservierungsstoffe und künstliche Aromen meiden

✗ Lebensmittel aus biologischem Anbau bevorzugen

✗ Kein Ersatz für Säuren suchen

✗ Durchhalten und keine Regelverstöße begehen

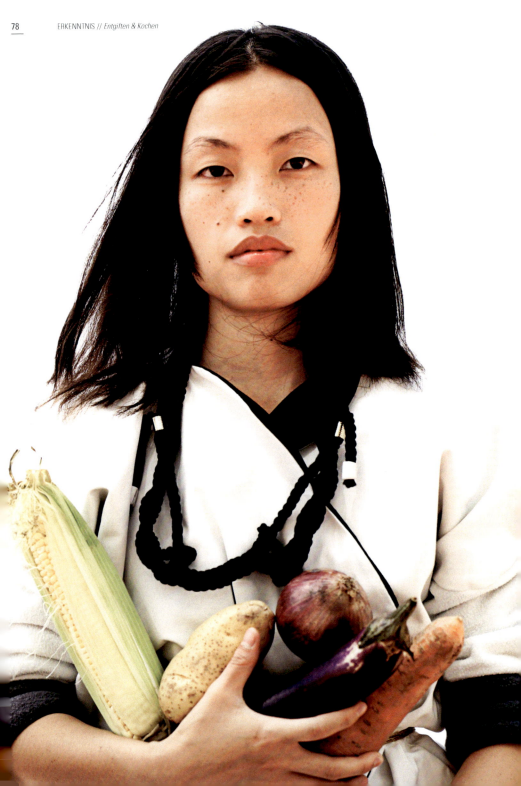

REZEPTIDEEN FÜR DIE ENTGIFTUNGSPHASE

Endlich ist uns die Wichtigkeit einer regelmäßigen Entgiftung bewusst geworden. Jetzt ist die Zeit gekommen, dieser Erkenntnis auch Taten folgen zu lassen. Wir wählen zuerst den möglichen Termin und verinnerlichen danach die nötigen Regeln zur Umsetzung. Es ist durchaus möglich, dass bei einigen nun eine gewisse Ratlosigkeit einsetzt.

„WAS KANN ICH DENN ÜBERHAUPT NOCH ESSEN?"

Nehmen wir den Menschen ihre Rituale, Gewohnheiten, besonders aber ihre Genussmittel, herrscht danach oft phantasielose Leere, insbesondere was den neuen Speiseplan betrifft. Doch dazu besteht wirklich kein Anlass, denn mit Neugier, Kreativität und Offenheit lassen sich vielfältige Gaumenfreuden auf den Tisch zaubern.

FACE FOOD - MERKSATZ

Während der Entgiftung gilt: An der Ideenlosigkeit bei der Zubereitung von Speisen zeigt sich der Grad der Übersäuerung!

Noch ein Wort zur Sorge, die den einen oder anderen „Fleischesser" von uns beschleicht: Ist es denn tatsächlich gesund über zwei Wochen lang auf Eiweiß zu verzichten? Auch diese Bedenken können wir leicht ausräumen. So beziffert die Deutsche Gesellschaft für Ernährung (DGE) den Eiweißbedarf für einen gesunden Erwachsenen mit 0,8g pro Kilogramm Körpergewicht. Ein Mensch, der beispielsweise 75 Kilogramm wiegt, besitzt also einen Tagesbedarf von 75 mal 0,8g. Das macht 60g Eiweiß.

EIWEISSRECHNER

Nehmen wir Papier und Schreibstift und berechnen unseren Eiweißbedarf:

UNSER KÖRPERGEWICHT X 0,8 g =
TÄGLICH BENÖTIGTE MENGE EIWEISS

Doch wie viel konsumieren wir tatsächlich? Versuchen wir in etwa die Art und das Gewicht der konsumierten Nahrung eines typischen Tages zu notieren und schätzen anschließend den Eiweißgehalt. Doch aufgepasst: Eiweiß befindet sich nicht nur in den Lebensmitteln, die rein tierischen Ursprungs sind. Uns wird schnell bewusst, dass wir sicherlich nicht unterversorgt sind.

Die Eiweißtabelle (siehe Ernährung und Stoffwechsel *S.94)* zeigt, warum auch Vegetarier nicht unter Eiweißmangel leiden müssen. Vielmehr hat diese Gruppe im Alter weniger unter Harnsäure bedingten Erkrankungen der Gelenke und Muskeln, wie beispielsweise Gicht, zu leiden. Auch das Bindegewebe ist oft in einem besseren Zustand als das der „radikalen Fleischesser".

Rezeptideen für die Entgiftungsphase

Neben der willentlichen Einstellung investieren wir auch Zeit für die Phase der Reinigung. Wir benötigen Zeit für die Recherche und vielleicht für den Austausch von leckeren Rezepten und fürs Kochen der Speisen. Vor allen Dingen aber fürs nachhaltige Genießen. Damit auch die richtige Motivation aufkommt, folgen hierzu einige Anregungen, die sich beliebig ausbauen und verändern lassen.

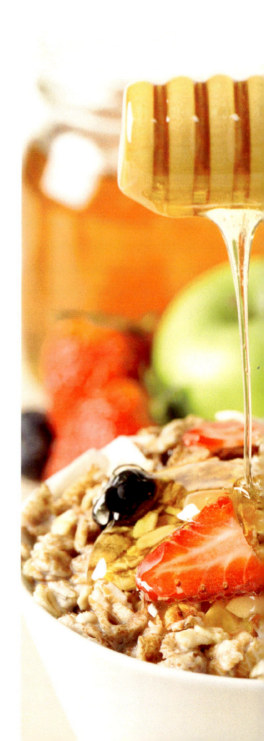

MORGENS

VOLLKORNBROT MIT AUFSTRICH

ZUTATEN

Vollkornbrot
ungesüßter Brotaufstrich
ein Löffel Honig (bei Bedarf)

Vollkornbrot mit ungesüßtem Fruchtaufstrich oder Honig. Jedoch nicht mehr als zwei Teelöffel pro Tag.

VOLLKORN-APFEL-MÜSLI

Eine Beschreibung des Rezeptes findet sich im Rezeptteil „Erste Woche" im letzten Teil des Buches.

FRISCHKORNMÜSLI MIT OBST

ZUTATEN

Frischkorn
frisches oder getrocknetes Obst
Nüsse
Sojamilch

Frischkorn einen Tag vorher einweichen. Morgens dann mit Obst (beispielsweise Äpfeln, Pfirsichen, Birnen oder Erdbeeren) vermischen. Ein paar gehackte Walnüsse oder Haselnüsse dazugeben und anschließend mit Sojamilch verrühren.

MITTAGS UND ABENDS

KOKOS-KARTOFFELBREI

ZUTATEN

mehlige Kartoffeln
Kokosmilch

Die mehligen Kartoffeln sehr weich kochen und mit einer Gabel oder einem Kartoffelstampfer zerdrücken (keinesfalls pürieren). Jetzt einfach mit wenig Kokosmilch glattrühren und abschmecken.

PASTA MIT ROTER SOSSE

ZUTATEN

Vollkornpasta
frische Tomaten
Zwiebeln
Honig, Balsamico-Essig, Salz, Pfeffer

Für die rote Soße verwenden wir Tomaten und gedünstete Zwiebeln. Die Zutaten mit einem Teelöffel Honig (auf Wunsch) und einem Schuss Balsamico-Essig vermischen. Anschließend mit etwas Salz und Pfeffer abschmecken.

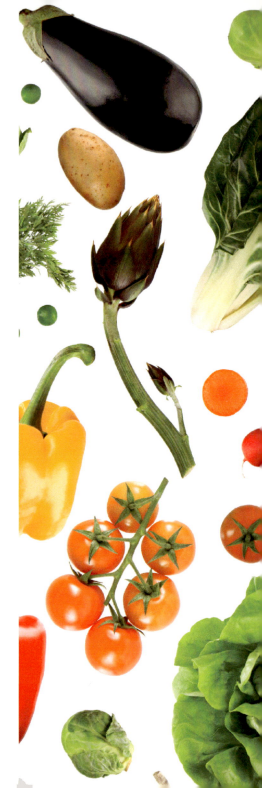

PASTA MIT GRÜNER SOSSE

ZUTATEN GRÜNE SOSSE

Vollkornpasta

Bund Basilikum

Thymian

Olivenöl, Salz, Pfeffer

Für die grüne Soße einen Bund Basilikum und etwas Thymian klein hacken und mit 1 EL Olivenöl vermischen. Anschließend mit Salz und Pfeffer abschmecken.

TIPP
Basilikum harmoniert sehr gut mit gerösteten Sonnenblumenkernen und etwas Honig.

GEDÄMPFTER FENCHEL

ZUTATEN

Fenchel

Zwiebeln

Kümmel, Salz, Pfeffer

Frischen Bio-Fenchel in mundgerechte Stücke schneiden. Etwas Salz und Kümmel dazugeben und rund 40 Minuten in einem Topf oder Dampfgarer dämpfen. Vor dem Servieren nochmals mit Salz und Pfeffer abschmecken.

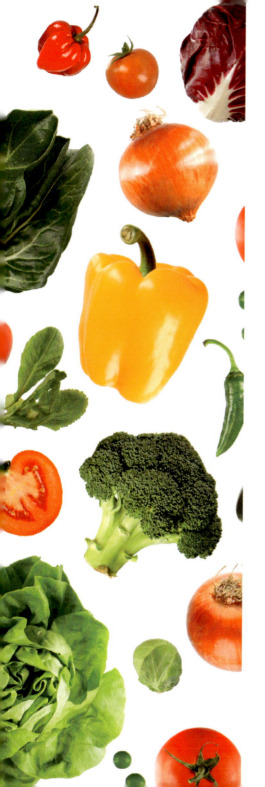

GEBRATENES GEMÜSE

ZUTATEN

Zucchini

Auberginen

Karotten

Petersilie

Pinienkerne

Olivenöl, Salz, Pfeffer

Zucchini, Auberginen und Karotten in etwas Olivenöl anbraten. Das Gemüse sollte gerade noch knackig sein. Kurz darauf mit Knoblauch, Salz und Pfeffer abschmecken. Dazu geröstete Pinienkerne und frische Petersilie geben.

BOHNEN-BIRNEN-GEMÜSE

ZUTATEN

Birnen

Grüne Bohnen, Bohnenkraut

Zwiebeln

Knoblauch, Salz, Pfeffer

Frische grüne Bohnen rund zehn Minuten schonend garen. Gewürfelte Zwiebeln andünsten. Birnen in dünne Streifen schneiden und kurz mit den Zwiebeln anbraten, so dass die Birnen gerade noch bissfest sind. Etwas gehacktes Bohnenkraut und die Bohnen in die Pfanne geben und durchschwenken. Mit etwas gepresstem Knoblauch, Salz und Pfeffer abschmecken.

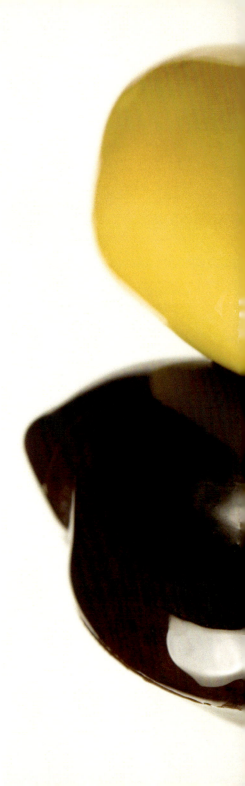

FRUCHTIGE SALSA MIT VOLLKORNBRÖTCHEN

ZUTATEN

Zwiebeln

gelbe Paprikaschote

Pfirsiche und / oder Mango

Vollkornbrötchen

frisches Basilikum, Koriander, Öl, Zitrone, Salz, Pfeffer

Eine Zwiebel und eine gelbe Paprikaschote fein würfeln. Drei Pfirsiche oder alternativ zwei Mango klein schneiden. Alles zusammen mit gehackten Basilikumblättern und drei Esslöffel Öl vermengen. Mit Salz, Pfeffer, gemahlenem Koriander und dem Saft einer Zitrone abschmecken. Zusammen mit einem frischen Vollkornbrötchen servieren.

SÜSS-SAURER WILDREIS

ZUTATEN

Wildreis

Zwiebeln

Pfirsiche und / oder Mango

Zitrone, Salz, Pfeffer

Den Wildreis kochen. Eine Mango und einen Pfirsich würfeln. Einen Bund Basilikum fein hacken. Gedünstete Zwiebelwürfel mit dem Obst und dem Saft einer halben Zitrone vermengen und kurz in der Pfanne anbraten. Reis und Basilikum zugeben und abschmecken.

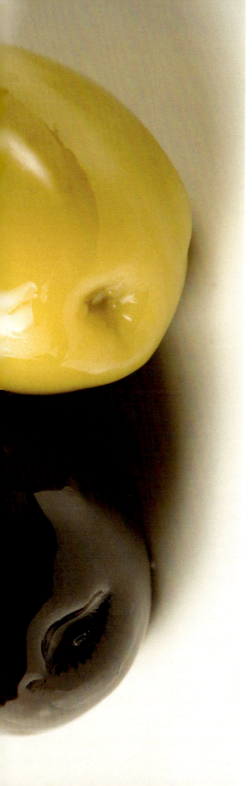

Weitere Rezepte, die auch zur Entgiftung passen, finden Sie auf unserer Hompage:
www.Restart-Life.de

FELDSALAT MIT NÜSSEN

ZUTATEN

Feldsalat

Walnüsse

schwarze Oliven

Vollkornbrötchen

Knoblauch, Rapsöl, Zitrone, Salz, Pfeffer

Feldsalat putzen. Walnüsse klein hacken und schwarze Oliven klein schneiden. Alles vermengen und gepressten Knoblauch zugeben. Mit Salz, Pfeffer, Rapsöl und Essig abschmecken. Dazu schmeckt hervorragend ein in Streifen geschnittenes Vollkornbrötchen, das im Backofen leicht angeröstet wurde.

OBSTSALAT MIT MINZE

ZUTATEN

frisches Obst

Fruchtsaft

frische Pfefferminze, Nüsse

Wir verwenden frisches, saisonales Obst aus der Region, beispielsweise Äpfel, Birnen, Johannisbeeren, Zwetschgen, Kirschen und Erdbeeren. Alle Zutaten klein schneiden und drei fein gehackte Pfefferminzblätter zugeben. Zwanzig Minuten ziehen lassen, so kann sich etwas Fruchtsaft bilden. Anschließend entfaltet sich das volle Aroma. Auf Wunsch mit gehackten Nüssen verfeinern.

ENTGIFTUNG UND DANN?

Während der Entgiftung haben wir wertvolle Erkenntnisse gesammelt. Diese haben wir durchlebt, notiert und sind nicht zuletzt auch in unserer Erinnerung und im Körper gespeichert.

Wir fühlen uns danach befreit, oft leichter und inspirierter, trauen uns selbst wieder mehr zu. Für viele von uns stellt sich nun die Frage: Wie geht es weiter?

WEISHEIT

Was den Schmied stärkt, tötet den Schneider.

Und wieder ist die Antwort so individuell wie wir selbst. Es gibt keinen Königsweg. Wir tun gut daran, unseren Körper genau zu betrachten, zu beobachten und hinein zu fühlen. Wir haben gerade erst begonnen, ihm wieder Gehör zu schenken und die Antworten abzulesen.

Es ist uns nun bewusst, dass wir achtsamer mit Genussmitteln jeglicher Art umgehen müssen. Wir vermeiden Exzesse und nehmen uns wieder Zeit für die Ernährung. Wir bevorzugen frische Lebensmittel und nehmen Abstand von jeder Form von chemischen Erzeugnissen in unserer Nahrung.

Wie es weiter gehen könnte, zeigt uns auch die Lebensweise der Einwohner von Okinawa, die weltweit nachweislich die höchste Lebenserwartung besitzen. Ihr wichtigstes Geheimnis, neben gesundem, selbst bereitetem und frischem Essen, ist eine viele Jahrhunderte alte Regel. Diese können auch wir uns aneignen.

„HARA HACHI BU"

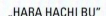

Die Essensregel aus Okinawa besagt, dass wir immer nur soviel essen sollten, dass wir uns nur fast satt fühlen. „Hara hachi bu" heißt so viel wie: "Den Magen nur zu 80 Prozent füllen". Diese Regel wird bei vielen auch als eine Art Tischgebet gesprochen.

Wenn unser Körper optimal, das heißt ausreichend und wohl balanciert, also nicht unter oder über Bedarf, mit Nährstoffen versorgt wird, gibt es keinen Anlass zur Sorge. Entwickelt unser Körper, trotz scheinbar ausgewogener Ernährung, Mängel oder gar Krankheiten, so ist möglicherweise eine Stoffwechselschwäche die Ursache. Diese kommen in unseren Breitengraden überaus häufig vor. Zu groß sind der Missbrauch von Nahrungsmitteln und die fehlerhafte Ernährung in großen Teilen der Bevölkerung. Sich, wenn vorhanden, mit seiner Stoffwechselproblematik zu beschäftigen und diese durch eine sinnvolle Ernährung zu entkräften, sollte unser nächster Schritt sein. Die gute Nachricht lautet, dass wir uns auch hierzu auf die Zeichen des

Körpers, insbesondere jene, die im Gesicht „geschrieben" stehen, verlassen können. Im folgenden Teil von FACE FOOD lernen wir diese zu erkennen und in unserem Speiseplan zu berücksichtigen.

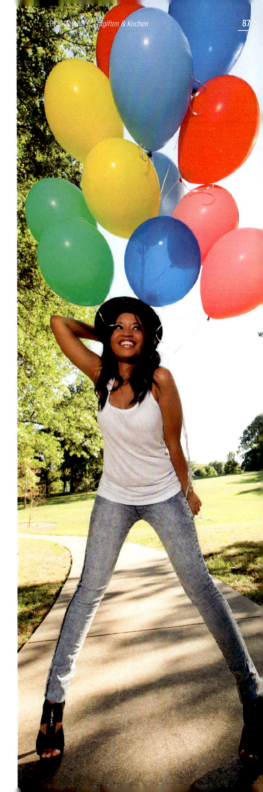

ERNÄHRUNGS-UMSTELLUNG

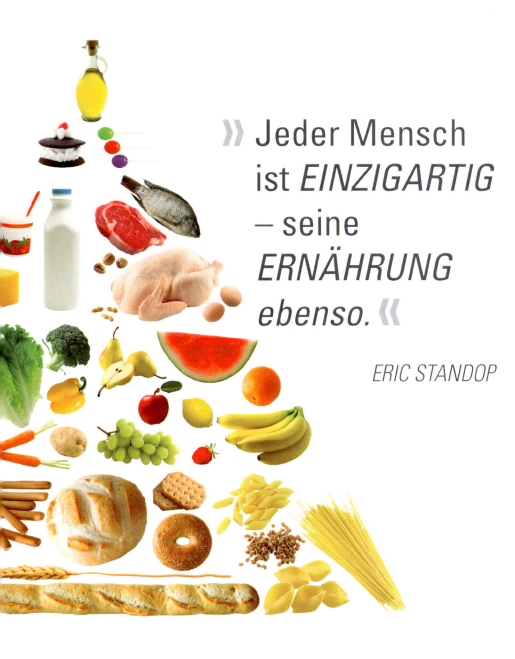

> »Jeder Mensch ist *EINZIGARTIG* – seine *ERNÄHRUNG* ebenso.«

ERIC STANDOP

ERNÄHRUNG & STOFFWECHSEL

STOFFWECHSEL

Als Stoffwechsel (auch: Metabolismus) wird die Aufnahme, der Transport und die chemische Umwandlung von Inhaltsstoffen unserer Nahrung bezeichnet. So werden beispielsweise Kohlenhydrate, Eiweiße und Fette mit Hilfe von Enzymen und Verdauungssäften umgewandelt. Der Begriff beinhaltet schlussendlich auch die Abgabe der Stoffwechselendprodukte.

Die Bezeichnung Stoffwechsel kann also durchaus irreführend sein, denn wirklich ausgetauscht werden die Stoffe nicht. Vielmehr ist deren chemische Veränderung gemeint.

Aufbau statt Raubbau

Wie die Atmung ist auch die Ernährung ein biochemischer Vorgang. Sie dient der Energiegewinnung und damit dem Aufbau und der Erhaltung unseres Körpers und seiner Funktionen.

Natürlich kann dieser die ihm zugeführte Energie nur nutzen, wenn der Organismus während des Vorgangs der Verdauung Kohlenhydrate in Einzelzucker, Eiweiß in Aminosäuren und Fette in Glycerin und Fettsäuren auch wirklich aufspaltet. Tut er dies nicht oder nur unzureichend, liegt bereits ein erhebliches Ungleichgewicht vor.

STOFFWECHSELSTÖRUNG

Energie fehlt immer dann, wenn der Stoffwechsel gestört ist. Unser Körper reagiert beispielsweise mit Müdigkeit bis hin zur völligen Erschöpfung. So können neben Schlafstörungen auch Stimmungsschwankungen Folge eines gestörten Stoffwechsels sein. Wir alle kennen sicherlich Menschen, die unerträglich launisch werden, wenn sie der Hunger überkommt und eine schnelle Sättigung nicht möglich ist. Diese Verhaltensmuster sind bereits klare Anzeichen für einen aus dem Gleichgewicht geratenen Organismus.

Aus medizinischer Sicht sind Stoffwechselstörungen pathologische Abweichungen der Stoffwechselvorgänge. Diese werden zwar häufig durch genetisch bedingten Enzymmangel verursacht, jedoch ist vermutlich die Gruppe derer weitaus größer, die sich durch eine ungesunde Lebensweise eine solche selbst erworben hat.

Diese Störungen sind wiederum sehr unterschiedlicher Natur. Sie können den Fettstoffwechsel tangieren, was sich beispielsweise in einer Erhöhung der Blutfettwerte äußert. Ebenso ist es möglich, dass der Eiweißstoffwechsel (unter anderem durch die beeinträchtigte Bildung von Hämoglobin) oder der Kohlenhydratstoffwechsel, der sich auch in bestimmten Formen der Zuckerkrankheit offenbart, betroffen sind.

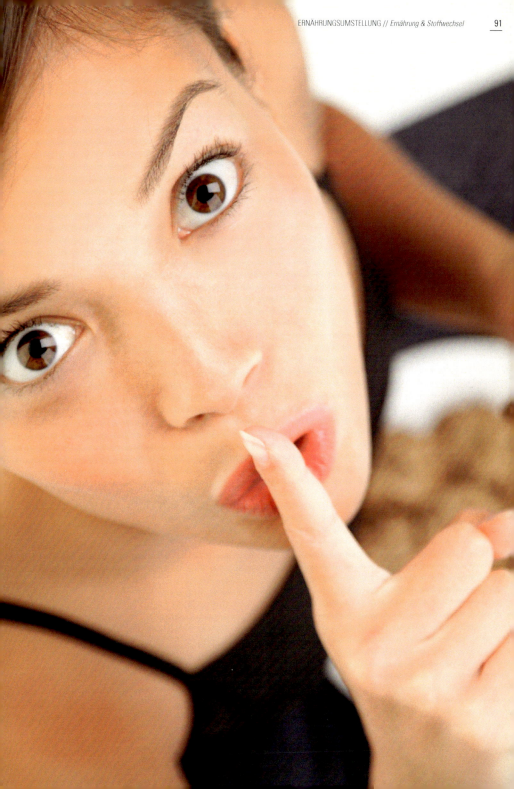

Verfärbungen im Gesicht

Ist der Mineralstoffwechsel gestört, so lässt sich dieser noch frühzeitig regulieren. Ein Mineralmangel äußert sich optisch besonders einrucksvoll an den unterschiedlichen Verfärbungen im Gesicht. Die zahlreichen Variationen machen eine getrennte Beobachtung und Auflistung notwendig, die in einem Folgewerk ausführlich behandelt werden.

Stoffwechselstörungen sind auch immer deutliche Hinweise auf Nahrungsmittelunverträglichkeiten. Es geht primär um die Inhaltsstoffe in der Nahrung und eben nicht um das Nahrungsmittel oder das ganze Gericht. Oft wenden wir zu wenig Zeit, Achtsamkeit und auch finanzielle Mittel für die Ernährung auf. Unser Körper benötigt und verdient jedoch diese Zuwendung. Erhält er sie nicht, reagiert er mit Irritationen, Mangelerscheinungen oder Krankheit.

Ist der Stoffwechsel einmal gestört, verringert sich die individuelle Leistungsfähigkeit unseres Organismus. Typische Wohlstandsleiden und Erkrankungen machen sich breit und verlangen spürbar nach Aufmerksamkeit. Sie belasten neben dem äußeren Zustand eines Menschen auch den Inneren. Dies gilt sowohl für die Organe als auch für die psychische und seelische Gesundheit.

Positiv gesehen: Isst der Mensch seinem Typus und seinen tatsächlichen Bedürfnissen entsprechend, so wird eine mögliche Stoffwechselstörung ihn nur wenig bekümmern. Eine wohl balancierte Ernährung, die auf die individuelle Situation der jeweiligen Persönlichkeit eingeht, kann ihn nicht belasten, vielmehr dessen Wohlbefinden und Leistungsbereitschaft stabilisieren und Schritt für Schritt steigern.

Das Gesicht warnt

Wir können uns darauf verlassen, dass unser Körper die schleichenden Prozesse beispielsweise einer Übersäuerung lange Zeit kompensiert. Dies ist für uns einerseits natürlich überaus angenehm, auf der anderen Seite reagieren wir zumeist erst sehr spät. Nämlich immer dann, wenn unangenehme Symptome bis hin zu nicht ignorierbaren Schmerzen auftreten. Bis dahin ist jedoch meist wertvolle Zeit verstrichen. Die gute Nachricht ist, dass unser Körper, insbesondere das Gesicht, an verschiedenen Stellen frühzeitig warnende Hinweise liefert.

MERKSATZ

Das Äußere eines Menschen ist der eindrucksvolle Spiegel all seiner inneren Vorgänge.

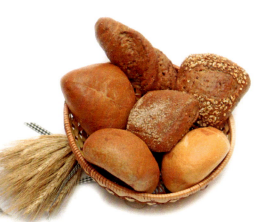

ÜBERSICHT VON STÖRUNGEN

Wie erwähnt sind Kohlenhydrate, Eiweiß (Protein) und Fette (Lipide) Hauptbestandteile unserer Nahrung. Wir wollen uns diese drei Inhalte noch einmal genauer betrachten, damit wir die unterschiedlichen Typen der Stoffwechselstörungen besser verstehen.

Kohlenhydrate

Kohlenhydrate wurden in der jüngsten Vergangenheit von einigen Verfechtern spezieller Diäten oft in ein falsches Licht gerückt. Tatsache ist jedoch, dass sie unsere wichtigsten Energielieferanten bleiben. Schon deshalb müssen sie in unserer Ernährung eine entsprechende Berücksichtigung finden. Der Missbrauch von Kohlenhydraten hat aber ebenso eine erhebliche Verschlechterung unseres körperlichen Zustandes zur Folge. Dies gilt sowohl für den übermäßigen Konsum, aber auch für das völlige Vermeiden und Ablehnen kohlenhydratreicher Nahrung.

Mahlzeit - Brotzeit!

Sinnvoll ist es dagegen, so genannte komplexe Kohlenhydrate für unseren Organismus produktiv zu nutzen. Diese Form der Kohlenhydrate findet sich beispielsweise in Vollkornprodukten, Kartoffeln und Hülsenfrüchten. Sie halten den Blutzuckerspiegel in der Balance und setzen ihn nicht abnormen Schwankungen aus. Dies ist einer der Gründe, warum einzelne kohlenhydratreiche Nahrungsmittel in Verruf geraten sind. Wir sollten also bei der Betrachtung kohlenhydratreicher Nahrung zu unterscheiden lernen.

MERKSATZ

Eine Kartoffel ist noch lange kein Kuchen!

Während Kohlenhydrate uns mit Energie versorgen, ist Eiweiß oder auch Protein für den Aufbau von Körpereiweißen zuständig. Unser Muskelaufbau und die Zellbildung sind ohne sie nicht denkbar. Aktive Sportler und körperlich hart arbeitende Menschen benötigen hiervon sicherlich mehr als ein Mensch, der einen Großteil seines Tages am Schreibtisch verbringt.

Nun verzichten jedoch Vegetarier und Veganer in unterschiedlichem Ausmaß auf tierisches Eiweiß. Somit würde für diesen Personenkreis sogar ein wichtiger Grundbaustein des Lebens, der persönlichen Gesundheit, entfallen, jedoch finden sich auch im Pflanzenreich ausreichend Proteine.

Eiweiß in grün

Der mittlerweile wohl bekannteste Lieferant von pflanzlichem Eiweiß ist die Sojabohne. Sie gilt in Asien seit über 4.000 Jahren als Hauptnahrungsmittel und erfreut sich auch bei uns zunehmender Beliebtheit. Aber auch unser heimisches Gemüse wie Bohnen oder Rosenkohl, natürlich auch Nüsse und sogar Knoblauch enthalten eine Menge Eiweiß.

EIWEISS IM VERGLEICH

Pflanzliches Eiweiß	Tierisches Eiweiß
Sojamehl 37g	Pute 23g
Spinat 29g	Suppenhuhn 29g
Sonnenblumenkerne 27g	Rinderfilet 20g
Linsen 24g	Hammel 20g
Erbsen, getrocknet 22g	Hase 17g
Kichererbsen 21g	Hirsch 16g
Weiße Bohnen 21g	Rehrücken 16g
Kakaopulver 20g	Schwein 16g
Mandeln 18g	Eigelb 16g
Walnüsse 15g	Ente 15g

Alle Angaben in Eiweißanteil pro 100g

Die Verträglichkeit von Eiweiß ist sehr unterschiedlich und sollte deshalb aufmerksam beobachtet werden. Der eigene Körper teilt uns dies beispielsweise über die Verdauung eindrucksvoll mit. Neben der individuellen Wahl des Proteins, also tierisch oder pflanzlich, ist auch die Menge ausschlaggebend. In unserer Wohlstandsgesellschaft überbewerten passionierte Fleisch- oder Fischesser sehr häufig diesen Bestandteil der Nahrung und verzehren ihn im Übermaß.

In der Folge belasten tierische Proteine den Körper auf verschiedene Art und Weise und führen zu leicht vermeidbaren Wohlstandskrankheiten wie z.B. Gicht, Rheuma, Arthritis und Übergewicht

Äußerlich sind der sogenannte Kotbauch und der Mönchskranz oder möglicherweise geschwollene Hände beispielhafte Hinweise auf das Wohlstandsproblem Eiweißmissbrauch.

NEANDERTALER ODER VEGETARIER?

Das letzte Mitglied der Gattung Mensch, welches sich nahezu ausschließlich von Fleisch ernährte, war der Neandertaler. Und der ist, wie wir ja wissen, längst ausgestorben.

Wir müssen nicht wirklich zu Vegetariern werden, auch wenn die Natur uns ausreichend Eiweiß zur Verfügung stellt. Jedoch sind wöchentlich ein bis zweimal Fleisch oder Fisch für einen kerngesunden Menschen völlig ausreichend.

Wie oft essen wir tatsächlich Fleisch und Fisch in der Woche? Dies ist uns tatsächlich selten bewusst. Eine kleine Auflistung schafft Klarheit.

NOTIZEN:

_____
_____
_____
_____
_____
_____
_____
_____
_____
_____
_____

Zuletzt ein Wort zum Thema Fette, die auch als Lipide bezeichnet werden. Sie stellen ebenfalls wichtige Bausteine der Nahrung dar. Allen voran die essenziellen ungesättigten Fettsäuren, die eine herausragende Bedeutung besitzen. Wir sollten wissen, dass unser Körper nicht in der Lage ist, diese selbst zu produzieren. Sehr wohl finden wir diese jedoch in allen hochwertigen Pflanzenölen, weshalb wir uns bei der Auswahl von der Qualität und nicht vom Preis leiten lassen sollten.

ESSENTIELLE FETTSÄUREN

Walnussöl

Hanföl

Jojobaöl

Korianderöl

Distelöl

Rapsöl

Kernöl des Granatapfels

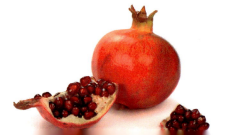

OLIVENÖL – DAS BESONDERE!

Wenn wir heute in den Supermarkt gehen, finden wir vermutlich nur Olivenöl als einzig naturbelassenes Öl in den Regalen. Der Grund hierfür liegt in der nicht sehr aufwändigen Verarbeitung. Die erste Pressung ist nahezu kalt und enthält unraffiniert die für uns so zahlreichen und wichtigen Pflanzenstoffe.

Wirkliche Qualität unterscheidet sich davon jedoch erheblich: Der Begriff Natives Olivenöl bedeutet höchste Qualitätsstufe. Sie enthält weniger als ein Gramm freie Fettsäuren, ist nicht behandelt oder gar gemischt. Besonders wertvolle Native Öle werden mit dem Zusatz „extra" versehen.

Findet sich nur der Begriff Olivenöl auf dem Etikett, so handelt es sich dabei um ein minderwertiges Öl, da es raffiniert und erst im Nachgang mit Nativem Öl vermengt wurde.

Vorsicht vor Oliventresteröl! Hier wird das ausgepresste Öl durch chemische Lösungsmittel und mit Einsatz von Wärmebehandlung gewonnen. Auch wird am Geschmack nachbearbeitet.

NOTIZEN:

_____

_____

_____

_____

_____

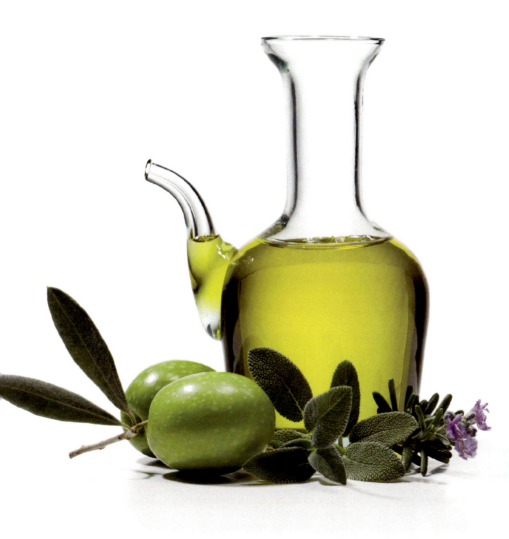

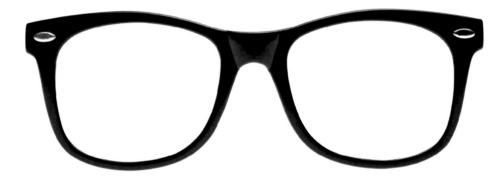

ERKENNUNG VON STOFFWECHSELSTÖRUNGEN

Mit der Entgiftung und der Umstellung unserer Ernährung entwickeln wir ein neues Körpergefühl. Wir sehen, spüren und wissen was uns gut tut. Und in letzter Konsequenz wollen wir nun auch wirklich dauerhaft danach handeln.

Sehen und Fühlen

Da wir also wieder mehr auf unseren Körper achten, fällt uns auch das Erkennen von Stoffwechselstörungen zunehmend leichter. Hierzu liefert uns dieser die unterschiedlichsten Signale.

So unterscheiden wir in optische Zeichen, die wir augenfällig sehen, und gefühlte Zeichen, die wir fühlbar registrieren. Sofern sie uns unbekannt sind, müssen wir diese Hinweise jetzt nur noch richtig deuten lernen.

ERSTE OPTISCHE ZEICHEN

Wie wir wissen, zeigt uns das Gesicht zahllose Spuren, die unsere Lebensweise in seiner gesamten Fülle hinterlässt. Mangelerscheinungen und Krankheiten sind dabei ebenso sichtbar wie ein Fehlverhalten bei der Ernährung.

Wir achten beim Betrachten von Gesichtern auf die Struktur, die Spannung und die Elastizität des Gewebes. Auch Verfärbungen, Hautunreinheiten oder der Glanz der Haut spielen eine Rolle.

Ein erster Fingerzeig

Auskunft über einen gestörten Stoffwechsel kann uns das ganze Gesicht, der Gesamtzustand des Äußeren, liefern. Mit die ersten verräterischen Spuren einer Stoffwechselstörung zeigen sich jedoch an anderer Stelle.

Wohl kein anderes Körperteil haben wir so oft vor Augen wie unsere Hände. Und doch übersehen oder ignorieren wir allzu gerne die Veränderungen an dieser Stelle. Unsere Hände sind für uns sichtbar immer präsent. Sicherlich häufiger als das eigene Gesicht. Nur ab und an blicken wir in den Spiegel, während die Finger unserer Hand bei jeder Tätigkeit in Erscheinung treten.

Nicht zuletzt deshalb wurde mit der Pflege und der kreativen Gestaltung von Fingernägeln ein großer Markt geschaffen, der sich beispielsweise an den zahlreichen Nagelstudios in unseren Städten mani-

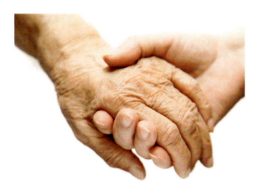

festiert. Schon vor Hunderten von Jahren galten Fingernägel als Visitenkarte. Wie verraten diese nun also eine beginnende Stoffwechselerkrankung? Dies ist für uns, selbst als Anfänger, sehr einfach abzulesen.

FINGERNAGEL-TEST

Wir betrachten die Fingernägel einer Hand. Besonders der Daumen erweckt unser Interesse. Entdecken wir Längsrillen, die senkrecht vom Nagelbett zur Spitze des Fingernagels aufsteigen, so leidet der Träger dieser Hand unter einer Stoffwechselstörung. Der Grund hierfür liegt in einer unregelmäßigen Verteilung des Hornstoffes, der die Fingernägel bildet.

Diese frühen Zeichen sind zu beachten und entsprechend zu handeln. So vermeiden wir in der Folge schmerzhafte Symptome und vermindern den Streß für unseren Organismus. Zeigen wir also unserem Körper, dass wir ihn ernst nehmen und alles tun, damit er bestmöglich funktioniert.

Ist der Stoffwechsel eines Menschen jedoch über einen längeren Zeitraum gestört, so verrät das Gesicht des Betroffenen in beeindruckender Weise die Schwachstellen seines Trägers. Diese werden wir im folgenden Kapitel genauer betrachten.

GEFÜHLTE HINWEISE

Auf heftige Stimmungsschwankungen wurde bereits hingewiesen. Diese treten insbesondere dann auf, wenn der Körper sich energetisch unterversorgt fühlt und nach Nahrung verlangt. Erhält er diese nicht binnen kurzer Zeit, reagiert der Betroffene mit Misslaune bis hin zur Aggression auf seine nähere Umwelt.

Daumen mit Längsrillen

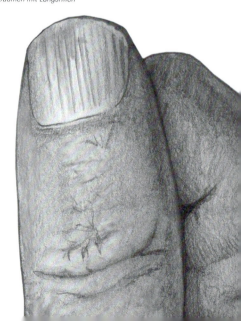

Aggressiv oder lustlos

Dieses Verhalten kennen wir auch von Suchtkranken. Dabei müssen wir unser Augenmerk nicht nur auf Drogenabhängige oder Alkoholiker richten. Abhängige Verhaltensweisen zeigen auch Raucher, Zucker- oder Koffeinsüchtige. Auch ein passionierter Fleischesser ist ungehalten, wenn er für einige Tage auf sein „geliebtes" Nahrungsmittel verzichten muss. Es muss uns klar sein, dass es möglich ist, auf jeden Genussstoff ein Suchtverhalten zu entwickeln.

Nicht nur aggressives Verhalten, auch permanente Lustlosigkeit, Müdigkeit und Konzentrationsschwäche können auf eine Stoffwechselstörung hindeuten. Leiden wir oft darunter, so sollten wir einsichtig sein, unseren Körper ernst nehmen und handeln.

WARNENDE ZEICHEN!

Wenn ständig die Qualität unseres Stuhlgangs wechselt, sollten wir dies nicht auf die leichte Schulter nehmen. Unser Körper möchte uns unmissverständlich etwas mitteilen. Er ist keinesfalls einverstanden mit der ihm „verabreichten" Nahrung.

Weitere Warnsignale können auch ein permanentes Schnarchen und springende Schmerzen in den Muskeln und Gelenken sein.

WAS DAS GESICHT VERRÄT

Die Fingernägel und der gefühlte Zustand liefern beachtenswerte Hinweise auf den Zustand unseres Körpers. Noch mehr Klarheit kann uns der Blick in den Spiegel schenken. Wir lernen im Gesicht zu lesen und spüren die relevanten Zeichen auf. Am Ende müssen wir die Sprache unseres Körpers nur noch übersetzen.

Wo hinschauen?

Sind wir einer Stoffwechselschwäche auf der Spur, lohnt es sich, insbesondere die Stirn, die Wangen und einzelne Regionen um den Mund in Augenschein zu nehmen. Selbst die Lippen können erzählen, welche Störung vorliegt. Wir werden uns diese Zeichen im Detail und anhand der unterschiedlichen Verstoffwechselungstypen im folgenden Kapitel genauer ansehen. Vielleicht stellt sich für einige von uns beim Betrachten der Hinweise die Frage, ob wir nicht alle von einer Stoffwechselschwäche betroffen sind. Natürlich ist dem nicht so. Tatsache ist aber auch, dass ein Großteil unter fehlerhafter Ernährung leidet.

(Test Seite 103)

Trifft keines der genannten Merkmale zu, so können wir getrost diesen Teil der individuellen Ernährungsumstellung übergehen. Unser neu gewonnenes Wissen sollte aber nicht auf uns beschränkt bleiben. Denn noch häufiger und zeitlich länger als unser eigenes Gesicht sehen wir das unseres Partners, der Familienmitglieder oder das von Freunden und Kollegen.

ERNÄHRUNGSUMSTELLUNG // Erkennung von Stoffwechselstörungen

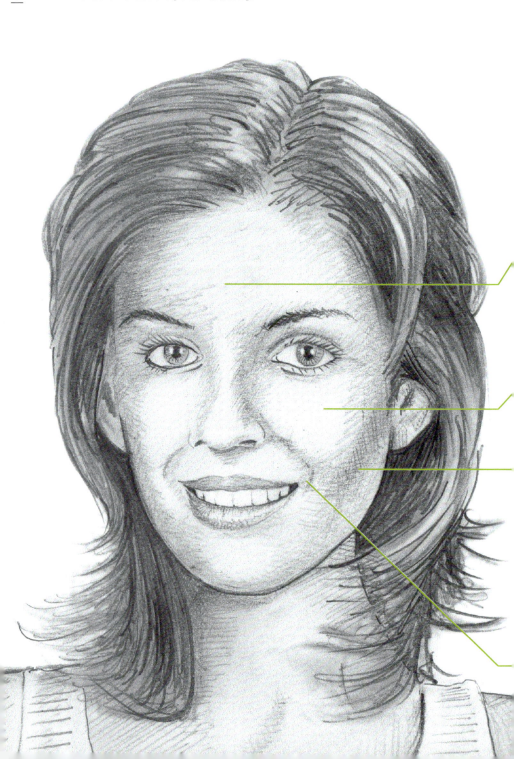

Stirnbereich

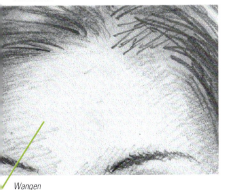

Wangen

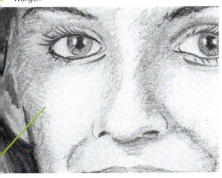

Kiefer

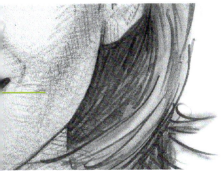

Mundwinkel

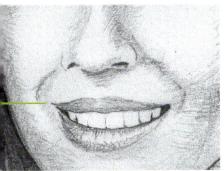

GESICHTSREGIONEN IM ÜBERBLICK

SPIEGLEIN, SPIEGLEIN …

Stellen wir uns wieder einmal vor den Spiegel.
Wie sehen die angesprochenen Regionen in unserem Gesicht aus? Erkennen wir Auffälligkeiten? Wir suchen nach Verfärbungen, Schwellungen oder Faltenbildungen.

Wenn wir welche entdecken, waren diese schon immer da? Sind uns diese zuvor schon einmal aufgefallen und bewusst geworden?

Wir notieren unsere Beobachtungen, damit wir diese später als Vergleich nutzen können. Hilfreich ist es auch, wenn wir unser Gesicht fotografieren.

NOTIZEN

_____

_____

_____

_____

_____

_____

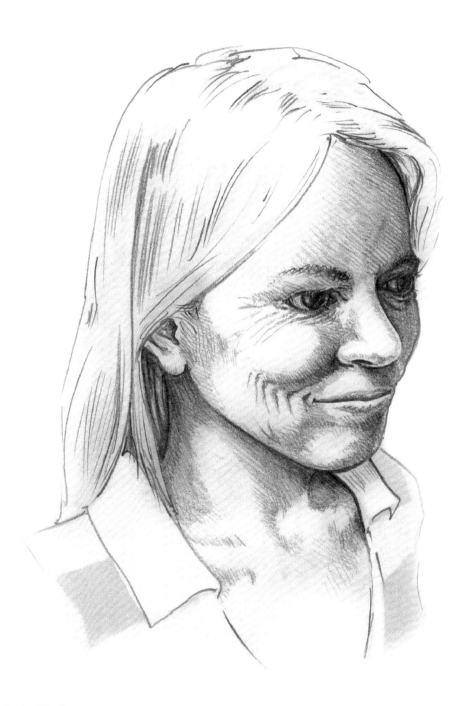

Grundtyp // Eiweiß

DIE DREI GRUNDTYPEN

Ob wir an einer Stoffwechselstörung leiden oder nicht, können wir nun selbst unschwer erkennen. Bleibt die Frage offen, um welche Art von Störung es sich handelt. Die drei beispielhaften Gesichter helfen uns bei der Unterscheidung.

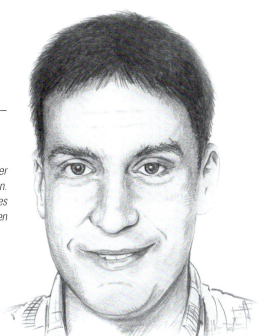

Grundtyp // Fett

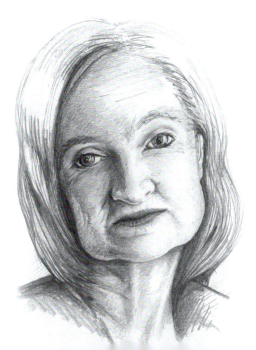

Grundtyp // Kohlenhydrate

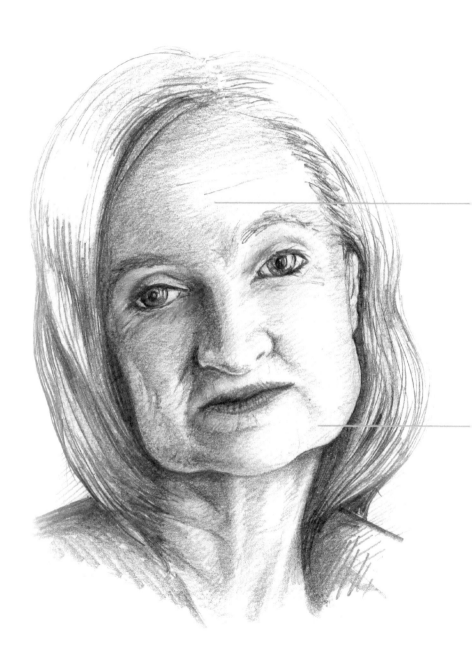

Verfärbungen im Bereich der Stirn

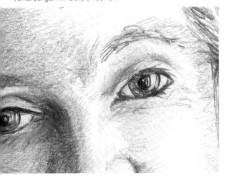

Schwellungen im unteren Bereich der Wangen

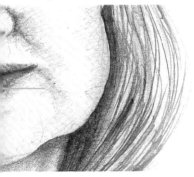

S TOFFWECHSELSTÖRUNG BEI KOHLENHYDRATEN

Ist der Stoffwechsel von Kohlenhydraten gestört, so erkennen wir dies an einer möglichen Schwellung im Bereich der unteren Wangen *(Siehe Abb.)*. Besonders betroffen ist die Region zwischen Unterlippe und Unterkiefer. Die Haut verliert dort erheblich an Spannung. An dieser Stelle ersetzt oft eine Grautönung die zuvor gesunde Gesichtsfarbe.

Anfänglich bilden sich kleine pralle Hügel. Diese können sich im weiteren Verlauf bis hin zu Säckchen und Backentaschen entwickeln. Hier und da werden diese auch als Fettbäckchen bezeichnet. Mit einem Zuviel an Fetten in der Ernährung hat dies jedoch weniger zu tun. Im gesamten Gesichtsbild prägen braune Verfärbungen und Hautunreinheiten den optischen Eindruck. Auch an der Stirn *(Siehe Abb.)* finden sich diese Verfärbungen.

Eine kohlenhydratreiche Ernährung wirkt sich sehr unterschiedlich auf unseren Blutzuckerspiegel und damit unseren Körper aus. Einfache Kohlenhydrate wie Traubenzucker oder Weizenprodukte sorgen für ein permanentes energetisches Auf und Ab, was natürlich unserer Gesundheit kaum dienlich ist. Dagegen werden komplexe Kohlenhydrate langsam und gleichmäßig in lebensnotwendige Energie umgewandelt.

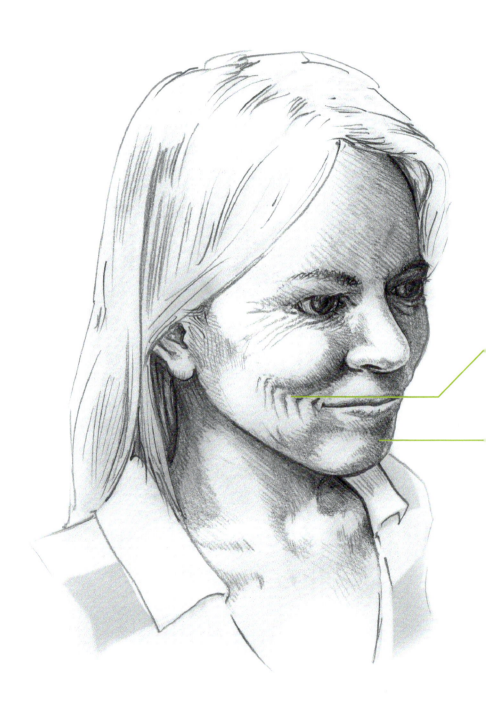

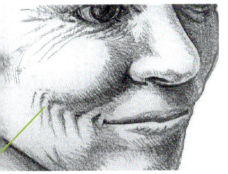

Falten unterhalb des Jochbeines

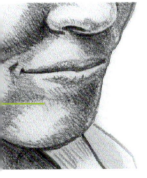

Schwellung unterhalb der Unterlippe

STOFFWECHSELSTÖRUNG BEI EIWEISS

Wenn der Säure-Basen-Haushalt völlig aus der Balance gerät, ist oft der übermäßige Genuss von tierischen Eiweißen für das Entstehen dieser Stoffwechselstörung ursächlich. Um optische Hinweise im Gesicht zu erkennen, richten wir unser Augenmerk auf den Bereich unter dem Jochbein *(Siehe Abb.)*. Auch hier ging in einem langwierigen Prozess die Hautspannung verloren. Nach und nach treten Falten an die Stelle der einst straffen Haut.

Die einsetzende Gewebeerschlaffung lässt in Einzelfällen auch an den Wangen die erwähnten Fettbäckchen entstehen. Doch bevor es soweit kommt, stellen sich auch hier graue Verfärbungen ein und die Haut wird in zunehmendem Maße grobporig.

Die Unverträglichkeit von zuviel Eiweiß und die daraus resultierende Verdauungsschwäche belastet auch die Leber. Sie ist schließlich bei der Verarbeitung von körperfremden in körpereigene Eiweiße maßgeblich beteiligt. Von daher sind ebenso auf die antlitzdiagnostischen Zeichen der Leber zu achten. Eine leichte bis markante Schwellung unterhalb der Unterlippe *(Siehe Abb.)* gibt uns hierüber Auskunft.

Eigentlich kann der Mensch tierisches Eiweiß sogar leichter abbauen als das Pflanzliche. Es ähnelt dem körpereigenen Eiweißes strukturell, was ein klarer Vorteil ist. Jedoch neigen wir wiederum bei der Menge des tierischen Eiweißes zu maßlosen Übertreibungen.

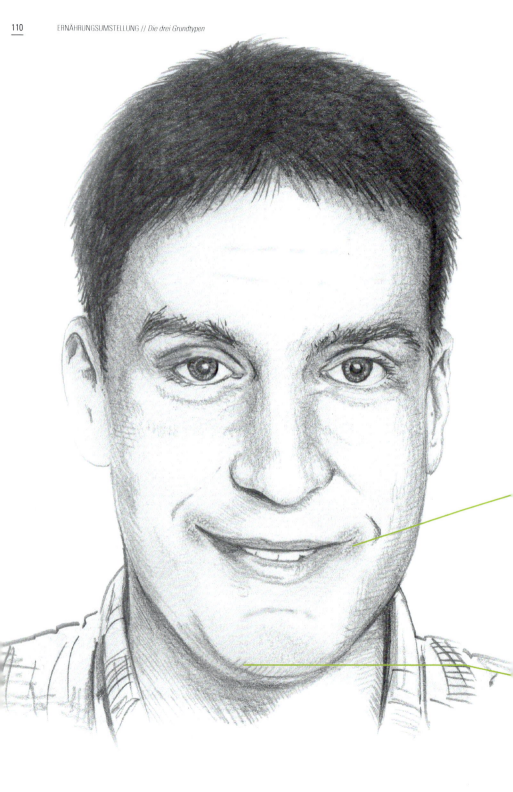

Xanthelasmen

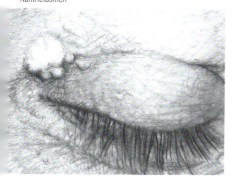

Grobporige, verfärbte Mundwinkel

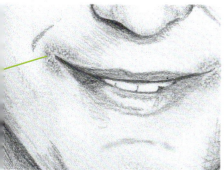

häufiger Ort von Xanthelasmen

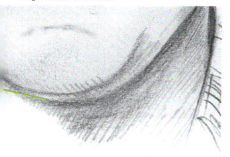

STOFFWECHSELSTÖRUNG BEI FETT

Menschen mit Fettstoffwechselstörungen leiden meist unter einer Überlastung der Leber und der Galle. Auch bei ihnen erkennen wir möglicherweise im Bereich unter der Unterlippe eine Schwellung. Noch deutlicher verraten uns jedoch die Mundwinkel *(Siehe Abb.)*, ob ein Mensch von dieser Störung betroffen ist.

Wenn wir die Haut an dieser Stelle genauer betrachten, sehen wir, dass sie grobporig und verfärbt wirkt. Die gesunde Gesichtsfarbe ist hier einem schmutzigen, fast bräunlichen Gelbton gewichen. Regelmäßig zeigen sich im Winkel rechts und links des Mundes unnatürliche Verdickungen. Ist der gesamte Mundraum braun verfärbt oder befinden sich gar gelbe verdickte Ablagerungen (Xanthelasmen) im Bereich der Innenwinkel der oberen Augenhöhlen *(Siehe Abb.)*, so ist die Leber nachhaltig beeinträchtigt. Eine Ernährungsumstellung ist dringend erforderlich, auch der Gang zum Arzt oder Heilpraktiker ist anzuraten. Dort wird vermutlich festgestellt, dass der Cholesterinspiegel, die Triglyzerid- und die Lipidwerte im Blut drastisch aus dem Ruder gelaufen sind.

Ein entstehendes Doppelkinn und eine dominante Querfalte auf dem Kinn können ebenfalls auf die vorhandene Schwäche hindeuten. Jedoch sind diese Merkmale zu vernachlässigen. *Mehr auf Seite 40.*

Nützliche Hinweise

Wenn wir eine Stoffwechselstörung erkannt haben, fürchten wir vielleicht, dass wir endlos viele und komplizierte Regeln für eine geeignete Ernährung zu beachten haben. Dem ist nicht so. Die folgenden Informationen sollen uns helfen, zukünftig aufmerksamer unseren individuellen Typ im Auge zu behalten. Jeder Hinweis ist dabei willkommen, wenn er für uns auch optisch und gefühlt nachvollziehbar bleibt. Statistiken und Zahlenvorgaben sind nur bedingt hilfreich.

KOMPLEXE KOHLENHYDRATE

Kohlenhydrate sind die Verbindung aus Wasser und Kohlenstoff. Zu dieser Gruppe gehören Zucker, Stärke und Cellulose, wobei inhaltlich eine Unterscheidung notwendig ist. So kennen wir einfache (Zucker) und komplexe Kohlenhydrate (Stärke). Fabrikzucker, Süßigkeiten oder Weißmehlprodukte erhalten in Fachpublikationen regelmäßig schlechte Noten und schädigen damit auch den Ruf der „guten" Kohlenhydrate. Denn: Komplexe Kohlenhydrate sind für unsere Ernährung und Gesunderhaltung enorm wichtig. Sie setzen sich aus Vielfachzuckern zusammen und beinhalten Vitamine, Mineralien, Ballaststoffe und viele weitere wertvolle Inhalte. Zu den "Guten" gehören: Kartoffeln, ungeschälter Reis, Vollkornbrot, Vollkornnudeln und hochwertige Müslis.

PFLANZEN STÖREN MANCHMAL

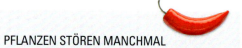

Je nach unserem individuellen Typ kann auch oder ausschließlich die Verstoffwechselung von pflanzlichem Eiweiß gestört sein. Nicht jeder von uns verträgt Sojaprodukte oder Hülsenfrüchte wie Linsen und Kichererbsen. Deshalb genau auf den Körper und seine Reaktionen (beispielsweise Verdauung) achten.

FETTANTEIL AUF 100g

Walnüsse 63g	Grünkohl 1g
Speck 80g	Haselnüsse 62g
Mettwurst 51g	Avocado 15g
Salami 47g	Müsli 10g
Bratwurst 35g	Lamm 13g
Kichererbsen 3,3g	
Schweinebauch 26g	
Schweinefleisch 22,9g	
Rosenkohl 1g	
Eigelb 16g	
Schnittlauch 1g	
Rinderhackfleisch 14g	
Trüffel-Pilz 0,5g	

SYMBOLE FÜR STOFFWECHSELTYPEN

Im letzten Teil von FACE FOOD erfahren wir, wie sich das Essen einer Woche problemlos dem jeweiligen Stoffwechseltyp anpassen lässt. Dabei müssen oft nur kleine Veränderungen vorgenommen werden. Wie diese aussehen verraten die Tipps hinter dem jeweiligen Symbol.

SYMBOLE

■ Stoffwechselstörung Kohlenhydrate

▲ Stoffwechselstörung Eiweiß

● Stoffwechselstörung Fett

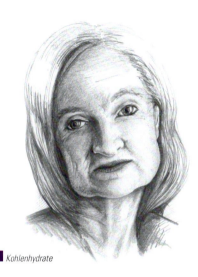

■ Kohlenhydrate

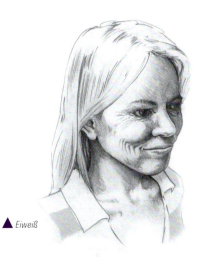

▲ Eiweiß

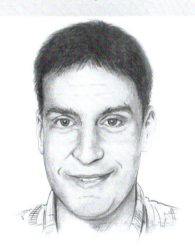

● Fett

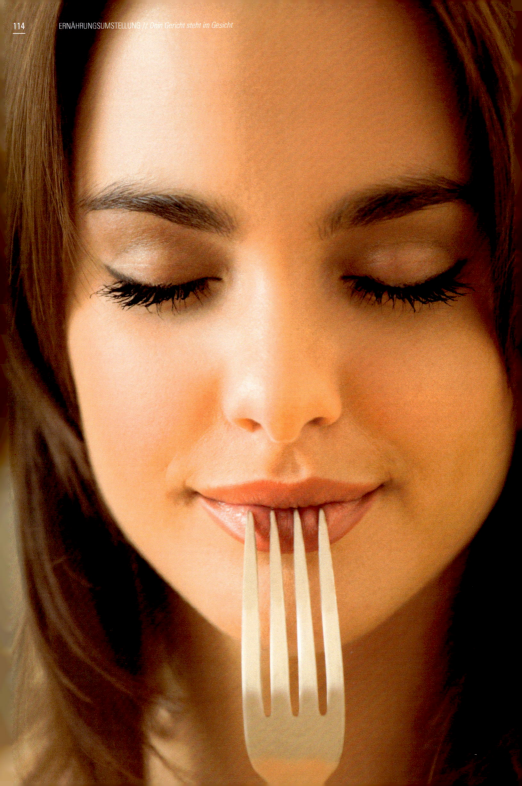

DEIN GERICHT STEHT IM GESICHT

Wir wissen nun: Ernährung ist so individuell wie der Mensch! Bevor wir uns also mit einer Flut von Konzepten, Statistiken und wissenschaftlichen Erkenntnissen beschäftigen, viele davon gar unreflektiert ausprobieren, sollten wir zuvor einen anderen wichtigen Schritt tun. Die Auseinandersetzung mit uns selbst.

Dazu gehört auch, dass wir Ernährungsgewohnheiten, Süchte und Rituale aufdecken. Wenn uns diese bewusst geworden sind, finden wir wieder ein Gefühl für den Körper und überprüfen zugleich optische Auffälligkeiten und Veränderungen.

Dein Gesicht ist, was du isst!

Wir haben erfahren, welche unterschiedlichen Zeichen das Gesicht offenbart, wenn ein Mangel herrscht oder wir uns falsch ernähren. Im Gesicht steht letztlich auch das Ergebnis unserer Essgewohnheiten. Im Umkehrschluss verrät es aber auch, was uns gut tut. Die Gerichte, die wir essen sollten, stehen dort geschrieben. Eine ganz persönliche Menükarte.

GESICHT IM WANDEL

Wir suchen alte Fotografien in Alben und Ordnern. Besonders jene, auf denen unser Gesicht deutlich sichtbar ist, erwecken unser Interesse. Wenn wir die Bilder chronologisch ordnen und begutachten, was wird dabei erkennbar? Wie hat sich unser Gesicht im Laufe der Jahre verändert? Welche Merkmale sind in den Vordergrund getreten?

NOTIZEN:

Was jedoch ist, wenn wir im Gesicht keine der gezeigten Merkmale erkennen können? Ist dies tatsächlich möglich? Natürlich ist es das. Wir sind schließlich nicht zwangsläufig fehl- oder mangelernährt. Auch leiden wir nicht grundsätzlich unter einer Stoffwechselstörung.

In diesem Fall erfreut sich unser Körper, zumindest was die Folgen unserer Ernährung angeht, bester Gesundheit. Auch diese Bestform gilt es zu bewahren. Deshalb im wahrsten Sinne des Wortes: Immer Augen auf!

Rücksicht auf Befindlichkeiten

Im letzten Teil von FACE FOOD lernen wir, wie sich Kochrezepte für den jeweiligen Stoffwechseltyp optimieren lassen. Die drei aufgezeigten Grundtypen sind dabei Ausrichtungen. Wir müssen diesen nicht angehören, können aber auch eine Mischung aus mehreren sein. Nicht zuletzt spielt unsere individuelle Situation eine Rolle.

Wir werden feststellen, wenn wir die Ernährung individualisieren, also auf unsere Befindlichkeiten Rücksicht nehmen, dann steht am Ende ein Plus an Lebensqualität und Gesundheit. Dabei müssen wir nicht komplexe Abläufe beherrschen, ein Studium belegen oder unsere Küche vollends auf den Kopf stellen. Es genügt, grundlegende Regeln zu beachten und einige Kniffe zu beherrschen.

Die nun folgenden Rezepte sind für alle und jeden gemacht. Mit kleinen Änderungen kann sich jeder Stoffwechseltyp die Mahlzeit ganz zu seinem Vorteil gestalten. Wir behalten unsere Individualität dabei immer im Blick. Wenn wir spüren, dass einzelne Nahrungsinhalte für uns nicht bekömmlich sind, so vermeiden wir diese und folgen nicht blind den Anweisungen.

Sind wir von keiner Stoffwechselstörung betroffen, so erfreuen wir uns an den unterschiedlichen Varianten einer beispielhaften Woche und sind nur dem eigenen Geschmack verpflichtet. Guten Appetit!

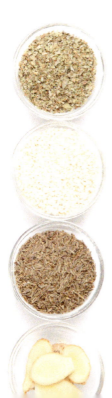

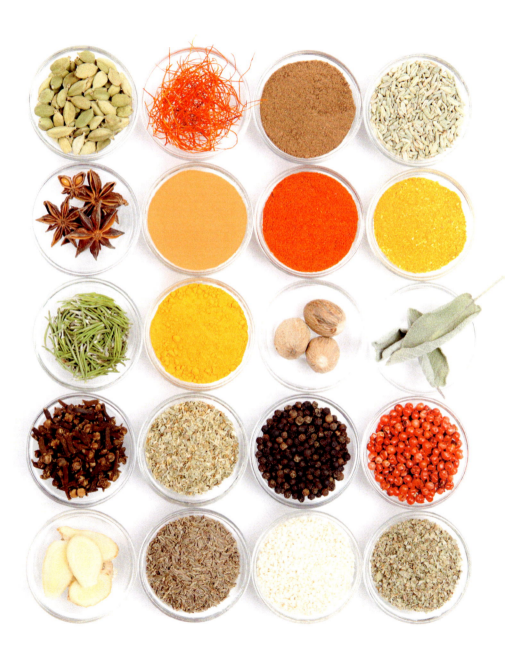

ERSTE WOCHE

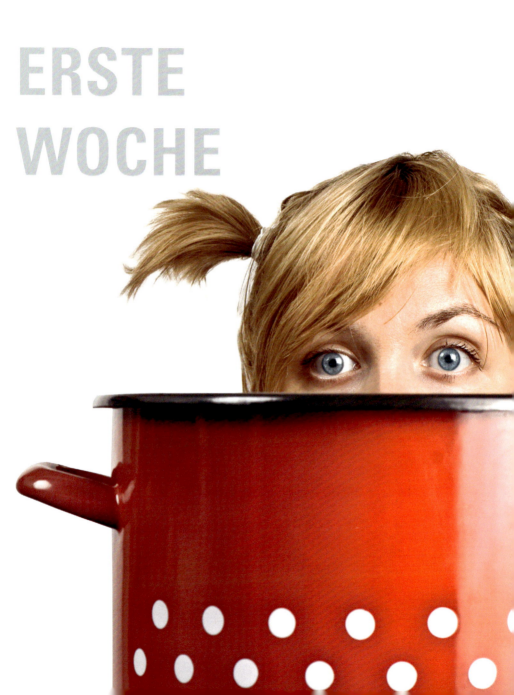

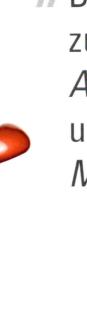

» Das Essen soll zuerst das *AUGE* erfreuen und dann den *Magen*. «

GOETHE

DIE ERSTE WOCHE

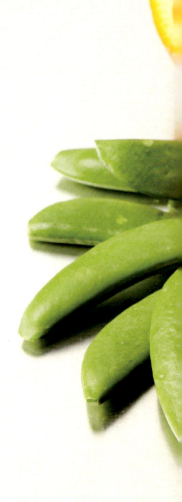

Im ersten Moment ist für viele von uns eine Ernährungsumstellung sicherlich ungewohnt. Damit der Einstieg etwas leichter fällt, helfen und inspirieren uns die folgenden Rezepte für die Erste Woche.

FACE FOOD bietet alltagstaugliche Rezepte, die problemlos umsetzbar sind. Alle Zutaten sollten ohne große Schwierigkeiten erhältlich sein. Schließlich soll uns der Start nicht überfordern, vielmehr motivieren. Die Erste Woche umfasst Ideen und Angebote für Frühstück, Mittag- und Abendessen. Wenn sich zwischendurch doch mal der Hunger meldet, finden sich auch Vorschläge für Zwischenmahlzeiten. Diese sollten jedoch nicht täglich genutzt werden.

Die Rezepte enthalten jeweils eine Bewertung für jeden der drei Typen „Fett" (●), „Eiweiß" (▲) und „Kohlenhydrate" (■).

„GUT": Dieses Rezept ist für den jeweiligen Typ empfehlenswert und kann bedenkenlos gegessen werden, auch mehrmals pro Woche.

„NICHT JEDEN TAG": Der jeweilige Typ kann dieses Gericht zwar in Ausnahmefällen essen, sollte aber bereits am Folgetag wieder geeignete Rezepte wählen, damit der Körper in Sachen Stoffwechsel wieder optimal unterstützt wird. Als Faustregel gilt: Wenn wir ein „Nicht jeden Tag"-Rezept auswählen, sollten darauf die nächsten fünf Mahlzeiten der Kategorie „Gut" folgen.

Einer Mehrheit der Rezepte wurden Hinweise beigefügt, wie das Gericht abgewandelt werden soll, so dass es der jeweilige Stoffwechseltyp problemlos genießen kann. So können wir für eine ganze Familie kochen und unserem Typ dennoch gerecht werden.

Viel Spaß und Gaumenfreuden mit der Ersten Woche!

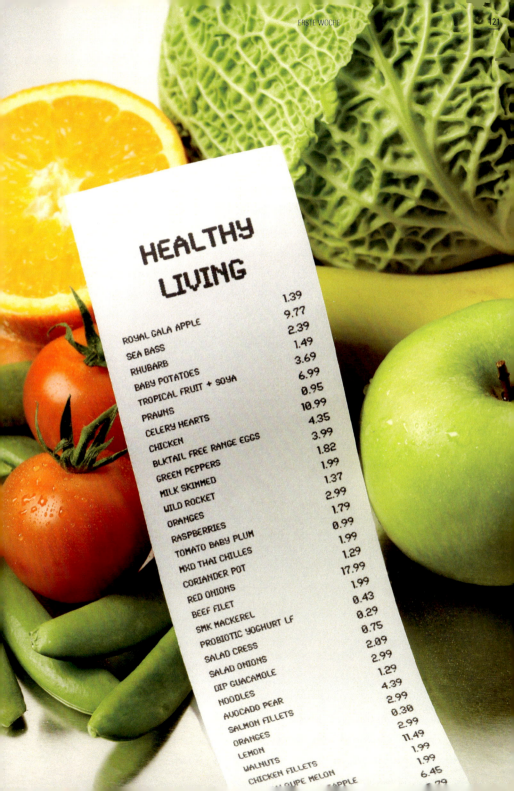

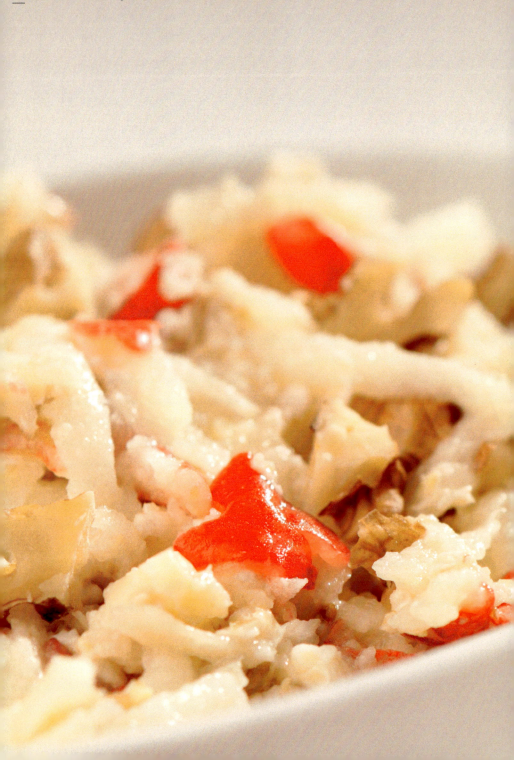

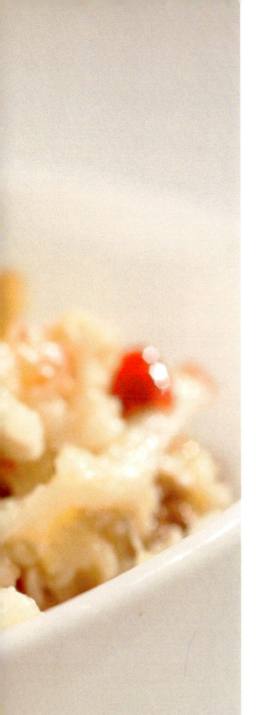

Morgens

VOLLKORN-APFEL-MÜSLI

● *Fett: gut*   ▲ *Eiweiß: gut*   ■ *Kohlenhydrate: gut*

ZUTATEN FÜR 4 PORTIONEN

70 g	Vollkornhaferflocken, fein
70 g	Walnüsse oder Mandelplättchen
6	Äpfel
½	Zitrone
3 TL	Honig
125 ml	Sojamilch

Vollkornhaferflocken in eine Schüssel geben und mit Wasser auffüllen bis diese bedeckt sind. Mindestens 10 Minuten einweichen lassen.

In der Zwischenzeit frische Walnüsse grob zerkleinern oder alternativ Mandelplättchen verwenden.

Äpfel schälen und mit einer Raspel fein reiben. Den Zitronensaft über die Äpfel gießen. Die Haferflocken, Äpfel und Nüsse mit dem Honig und der Sojamilch gut vermengen und servieren.

TIPP
Statt Äpfel eignen sich auch Birnen gut. Wer möchte beläst die Schalen an der Frucht, so bleiben die Vitamine und andere wichtige Inhaltsstoffe erhalten.

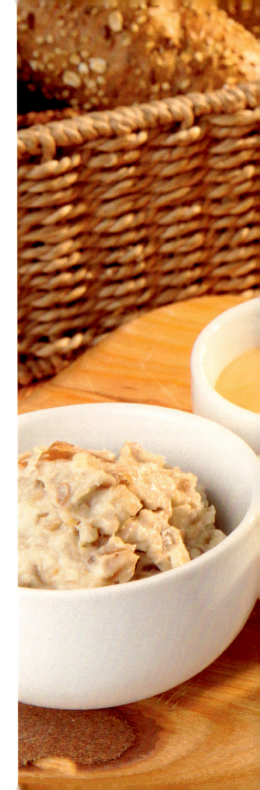

SÜSSE BROTAUFSTRICHE

VOLLKORNBROT MIT HONIG

● *Fett: gut* ▲ *Eiweiß: gut* ■ *Kohlenhydrate: gut*

ZUTATEN FÜR 1 PORTION

- 2 Scheiben Vollkornbrot oder
- 1 Vollkornbrötchen
- 2 EL Bio-Honig

Ein hochwertiger Honig auf einer Scheibe Vollkornbrot oder auf einem Vollkornbrötchen ist ein schneller und gesunder Start in den Tag.

Achten Sie darauf, dass der Honig aus biologischer Herstellung ist. Ideal ist es, wenn Sie den Honig regional beziehen, damit schonen Sie zusätzlich auch die Umwelt.

Streichen Sie den Honig möglichst direkt auf das Brot und verwenden Sie keine Butter oder Margarine.

FRUCHTAUFSTRICH

● *Fett: gut* ▲ *Eiweiß: gut* ■ *Kohlenhydrate: gut*

Fruchtaufstriche erhalten Sie in verschiedensten Sorten im gut sortierten Supermarkt.

Da es keine offizielle Definition im Lebensmittelrecht für Fruchtaufstriche gibt, achten Sie beim Kauf besonders darauf, dass der Fruchtaufstrich aus kontrolliert biologischem Anbau stammt. Der Fruchtaufstrich sollte nur aus Früchten (mindestens 50%), Zucker, Geliermittel und evtl. Zitronensaft bestehen.

Nicht enthalten sein dürfen Fruchtsaft, Zitronenschalen, Öle, Süßmittel (außer Zucker, oder Rohrzucker) oder Füllfrüchte.

Essen Sie den Fruchtaufstrich direkt auf Vollkornbrot.

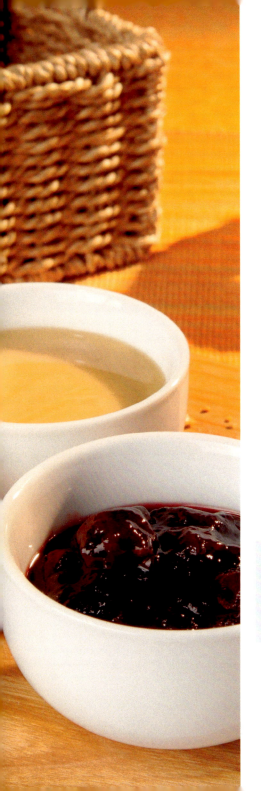

DATTEL-BROTAUFSTRICH

● *Fett: gut* ▲ *Eiweiß: nicht jeden Tag* ■ *Kohlenhydrate: gut*

ZUTATEN FÜR 4 PORTIONEN

- 150 g Datteln entsteint (möglichst Bio)
- 50 g Mandeln gemahlen
- 3 EL Schmand
- 1 Prise Zimt

Datteln mit einem scharfen Messer kleinhacken. Die Datteln mit den gemahlenen Mandeln und dem Schmand in eine Schüssel geben und mit dem Stabmixer zu einer streichfähigen Masse pürieren. Den Zimt darüber streuen und kurz verrühren. Die Dattelmasse passt hervorragend zu frischem Vollkornbrot.

TIPP
Der Aufstrich kann im Kühlschrank 1-2 Tage aufbewahrt werden. Sie können also auch eine größere Menge herstellen.

Verwenden Sie möglichst unbelasteten Celyon-Zimt aus Sri Lanka, da dieser weniger Cumarin enthält als andere Sorten.

INFO

EIWEISS: Ersetzen Sie den Schmand durch Soja-Creme, um so das tierische Eiweiß zu vermeiden. Dann können Sie den Aufstrich jeden Tag genießen.

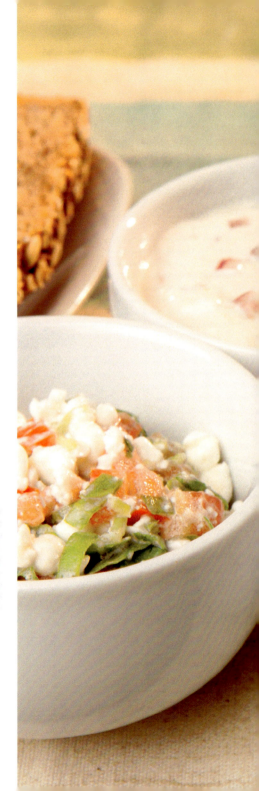

DEFTIGE BROTAUFSTRICHE

FORELLENFILET-CREME

● *Fett: gut* ▲ *Eiweiß: nicht jeden Tag* ■ *Kohlenhydrate: gut*

ZUTATEN

125 g	geräuchertes Forellenfilet
1	Zwiebel
80 g	Schmand

Forellenfilet in grobe Stück zerteilen. Zwiebel in grobe Würfel schneiden.

Fisch, Zwiebel und Schmand in eine hohes Gefäß geben und mit dem Stabmixer geschmeidig pürieren. Mit Salz und Pfeffer abschmecken.

TIPP
Sie können dem Aufstrich mit etwas Meerrettich Schärfe verleihen. Mit einer kleinen Menge frischer Petersilie geben Sie der Creme zusätzlich eine frische Kräuternote.

INFO

EIWEISS: Ersetzen Sie den Schmand durch Soja-Creme, um so das tierische Eiweiß zu vermeiden. Essen Sie die Creme nur einmal die Woche.

RUCOLA-TOMATEN-AUFSTRICH

● *Fett: gut* ▲ *Eiweiß: nicht jeden Tag* ■ *Kohlenhydrate: gut*

ZUTATEN FÜR 2 PORTIONEN

2	Tomaten
5 EL	Hüttenkäse oder Tofu
50 g	Rucolasalat

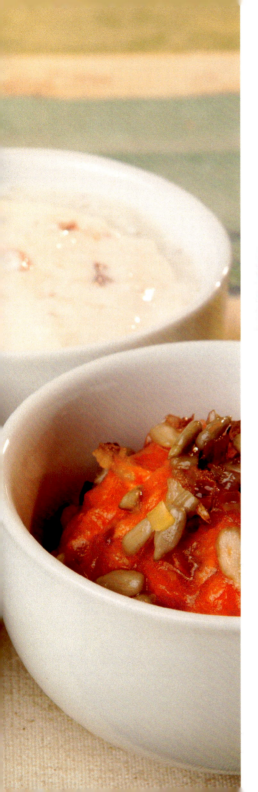

Schnell gemacht - sehr erfrischend

Rucola und Tomaten waschen. Die Tomaten klein würfeln und den Rucola in kurze Stücke schneiden. Alles zusammen mit dem Hüttenkäse vermengen und mit Salz und Pfeffer abschmecken.

INFO

EIWEISS: Den Hüttenkäse durch Tofu ersetzen und jeden Tag genießen.

GEMÜSEAUFSTRICH

●*Fett: gut* ▲*Eiweiß: gut* ■*Kohlenhydrate: gut*

ZUTATEN

1	Tomate
1	Karotte
1	gelbe Paprikaschote
1	fein gehackte Zwiebel
2 EL	Rapsöl
30 g	Bio-Sonnenblumenkerne
3 EL	Tomatenmark

Paprikaschote und Tomate klein würfeln. Die Karotte fein raspeln. Die gewürfelten Zwiebeln mit einem Teil des Öls in einer Pfanne andünsten. Die Sonnenblumenkerne dazugeben und kurz mit anrösten. Die Zwiebeln und die Sonnenblumenkerne mit den Paprika- und Tomatenwürfeln in ein hohes Gefäß geben. Tomatenmark, Karotten und den Rest des Öls dazu, dann alles mit dem Stabmixer pürieren.

Schmecken Sie die Masse mit Salz und Pfeffer ab. Sollte die Masse zu flüssig sein, können Sie noch etwas Tomatenmark oder Karotten hinzufügen.

POWERDRINKS FÜR DEN SCHNELLEN START

FRISCHER GEMÜSEDRINK

● *Fett: gut* ▲ *Eiweiß: gut* ■ *Kohlenhydrate: gut*

ZUTATEN FÜR 4 GLÄSER

200 ml	Gemüsebrühe
200 g	Salatgurke
60 g	grüne Paprikaschote
160 g	Knollensellerie
100 g	Avocado
½ Bund	Petersilie

Gemüsebrühe kochen. Salatgurke waschen und schälen. Paprika waschen. Den Knollensellerie aufschneiden und die harten Bestandteile außen entfernen. Avocado halbieren und mit einem Löffel das Fruchtfleisch herausschaben. Das gesamte Gemüse in kleine Stücke schneiden. Petersilie waschen und klein hacken. Zutaten zusammen mit der Gemüsebrühe in ein hohes Gefäß geben und mit dem Stabmixer pürieren. Den Gemüsedrink mit Salz, Pfeffer und Muskatnuss abschmecken, in ein hohes Glas geben und servieren.

TIPP
Der Gemüsedrink kann einen Tag im Kühlschrank aufbewahrt werden.

KAROTTEN-INGWER-DRINK

● *Fett: gut* ▲ *Eiweiß: gut* ■ *Kohlenhydrate: gut*

ZUTATEN FÜR 2 GLÄSER

4	Karotten
2	Bananen
50 g	Ingwer gehackt
100 ml	Sojacreme
200 ml	Orangensaft

Karotten, Bananen und Ingwer schälen und in kleine Stücke schneiden. Alles zusammen mit dem Orangensaft und der Sojacreme in ein geeignetes Gefäß geben und mit dem Stabmixer oder der Küchenmaschine pürieren. Das Getränk schmeckt am besten kalt. Am einfachsten stellt man daher Orangensaft und Karotten einen Tag zuvor in den Kühlschrank. Oder man gibt Eiswürfel dazu.

GETREIDE-KOKOS-DRINK

● *Fett: gut* ▲ *Eiweiß: gut* ■ *Kohlenhydrate: gut*

ZUTATEN FÜR 2 GLÄSER

200 ml	Fencheltee
200 g	Äpfel säuerlich
200 ml	Kokosmilch
40 g	Vollkornhaferflocken, fein

Fencheltee aus Teebeuteln oder Fenchelsamen zubereiten. Äpfel waschen, Kerngehäuse entfernen und klein schneiden. Bei Bedarf vorher schälen. Äpfel, Tee, Kokosmilch und Haferflocken in ein hohes Gefäß geben und mit dem Stabmixer pürieren. Mit Zitronensaft abschmecken. Nach Geschmack kann das Getränk mit Fencheltee flüssiger gemacht werden.

ERSTE WOCHE // *Morgens*

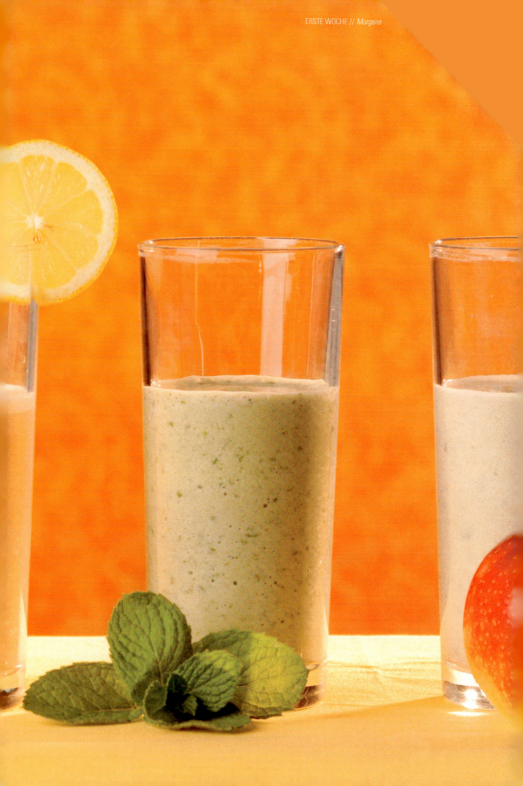

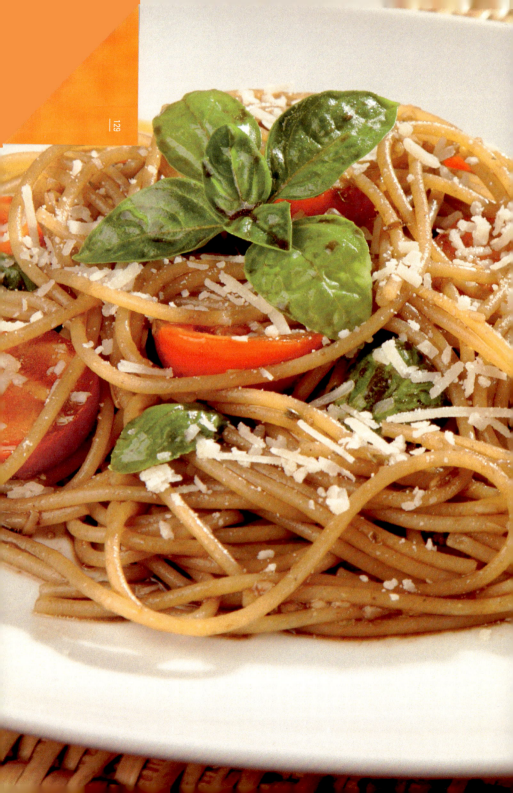

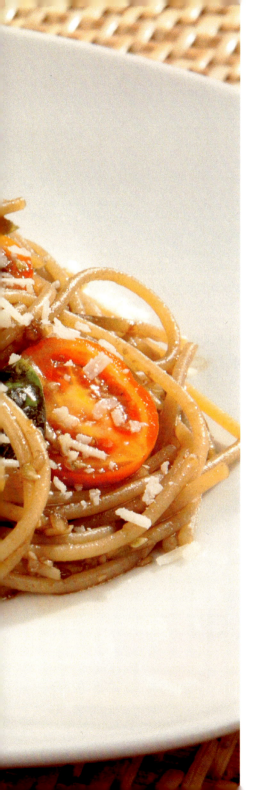

Mittags

SPAGHETTI AUF PIKANTER TOMATEN-PARMESAN-MARINADE

● *Fett: gut* ▲ *Eiweiß: gut* ■ *Kohlenhydrate: nicht jeden Tag*

ZUTATEN FÜR 4 PORTIONEN

800 g	Cocktailtomaten
7 EL	Olivenöl
3 EL	Honig
3	Knoblauchzehen
1	Messerspitze Chilipulver
½ TL	Oregano
100 ml	Balsamico-Essig
	Salz, Pfeffer
1 Bund	Basilikum
500 g	Vollkorn-Spaghetti
100 g	Parmesan gerieben

Kirschtomaten halbieren und in eine Schüssel geben. Basilikumblätter klein hacken. Olivenöl, Honig, gepressten Knoblauch, Chilipulver, Oregano, Balsamico-Essig, Salz und Pfeffer zu einer Marinade verrühren. Marinade über die Tomaten geben und die Basilikumblätter darüber streuen. Das Ganze gut umrühren und mindestens 20 Minuten ziehen lassen.

In dieser Zeit Spaghetti bissfest kochen und noch heiß unter die Tomatenmarinade heben. Parmesan darüber streuen und servieren.

COUSCOUS-FISCH-PÄCKCHEN

● *Fett: gut* ▲ *Eiweiß: nicht jeden Tag* ■ *Kohlenhydrate: nicht jeden Tag*

ZUTATEN FÜR 4 PORTIONEN

- 500 ml Gemüsebrühe
- 500 g Couscous
- 500 g Karotten
- 2 Bund Frühlingszwiebeln
- 50 g Ingwer gehackt
- 1 EL Rapsöl
- 4 Knoblauchzehen
- 1 TL Zimt
- 1 TL Curry-Pulver
- 1 TL Currypaste rot
- 1 Bund Petersilie
- 4 fettarme Fischfilets (z. B. Rotbarsch, Seelachs, Zander, Tilapi)
- 1 Zitrone unbehandelt
- Salz, Pfeffer

Aus Backpapier für jede Person eine Schachtel mit Deckel basteln. Die Schachteln sollten eine Grundfläche von rund 12 cm haben.

Gemüsebrühe kochen. Couscous mit der Hälfte der Gemüsebrühe übergießen und etwa 10 Minuten quellen lassen. Wenn der Couscous zu trocken wird, nochmals Brühe nachgießen.

Karotten waschen und stifteln. Frühlingszwiebeln in dünne Ringe schneiden. Ingwer schälen und klein hacken.

Das Öl in einer großen Pfanne erhitzen. Karotten und Frühlingszwiebeln in die Pfanne geben, salzen und pfeffern und ca. 5 Minuten anbraten. Dann Ingwer,

Knoblauch, Zimt, Curry und Currypaste dazugeben. Gut umrühren und weitere 3 Minuten anbraten.

Jetzt den Couscous in die Pfanne mit dem gewürzten Gemüse geben. Petersilie darüber streuen und alles gut vermischen.

Die Fischfilets mit Zitronensaft einreiben, salzen und pfeffern. Die vorbereiteten Schächtelchen halbhoch mit Couscous füllen und jeweils ein Fischfilet darauf legen. Zwei Zitronenscheiben auf den Fisch legen und mit dem Deckel die Schachtel verschließen.

Backofen auf 175 Grad vorheizen. Die Päckchen auf ein Backblech setzen und 15 Minuten garen.

Die geschlossenen Päckchen direkt auf die Teller stellen und erst kurz vor dem Essen öffnen. So entfaltet sich das volle Aroma.

TIPP

Wer nicht so gerne bastelt, kann Fisch und Couscous auch einfach in Backpapier einwickeln und die Enden wie bei einem Geschenk umfalten.

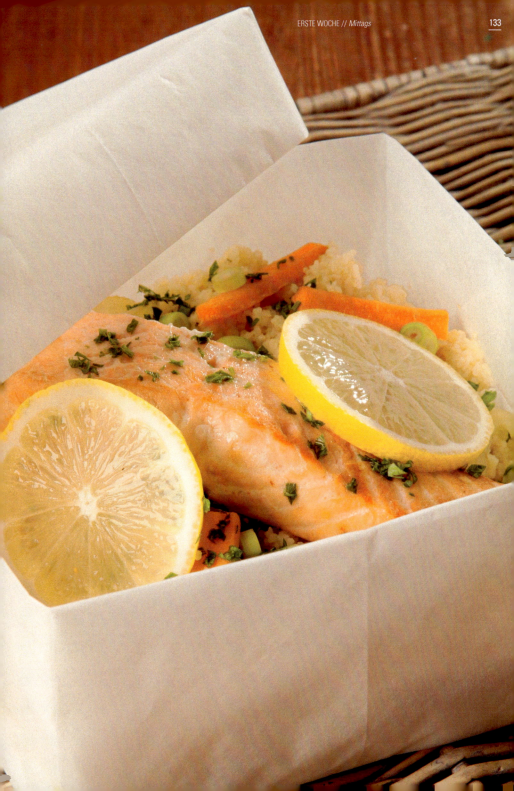

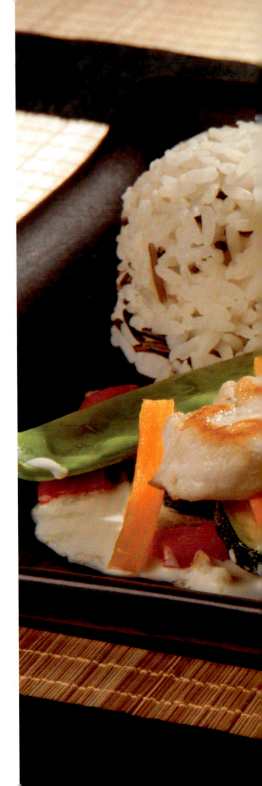

ASIA-HÄHNCHEN-PFANNE MIT WILDREIS

● *Fett: gut* ▲ *Eiweiß: nicht jeden Tag* ■ *Kohlenhydrat: gut*

ZUTATEN FÜR 4 PORTIONEN

500 g	Hähnchen- oder Putenfilet
2	Zwiebeln, gehackt
2	Zucchini, in Scheiben
2	Karotten
2	rote oder gelbe Paprikaschoten
200 g	Zuckerschoten
350 g	Wildreis
2 TL	Rapsöl
2	Knoblauchzehen
2	Scheiben Ingwer, gehackt
100 ml	Orangensaft
200 ml	Kokosmilch
	Salz, Pfeffer
	Koriander, gemahlen

Das Fleisch in Streifen schneiden. Zwiebeln fein hacken. Zucchini, Karotten und Paprika in kleine Stücke schneiden.

Den Wildreis nach Packungsanweisung kochen.

Das Öl in einer Pfanne erhitzen. Das Fleisch in die Pfanne geben und scharf anbraten. Die Zwiebeln dazu geben und bei mittlerer Temperatur glasig andünsten. Gepressten Knoblauch und das restliche Gemüse mit Ausnahme der Zuckerschoten hinzu geben. Nun den Ingwer unter das Gemüse mischen. Nach drei Minuten die Zuckerschoten hinzugeben. Nochmals rund fünf Minuten garen lassen, so dass das Gemüse gerade noch knackig ist.

Den Orangensaft in die Pfanne gießen und ein wenig

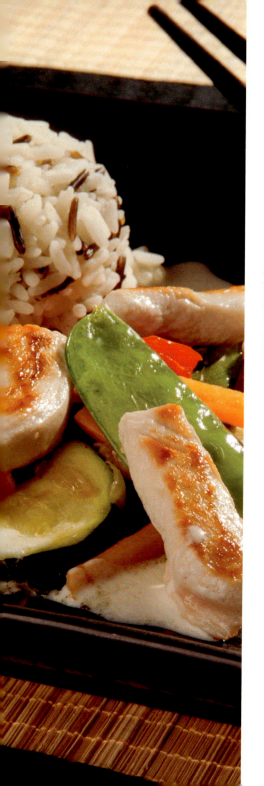

einkochen lassen. Zum Abschluss Kokosmilch unterrühren und mit Salz, Pfeffer und Koriander abschmecken.

TIPP
Sie können beim Gemüse beliebig variieren. Verwenden Sie doch saisonales Gemüse aus Ihrer Region.

INFO

EIWEISS: Wenn Sie das Fleisch weglassen oder durch lecker gewürzte, gebratene Tofustreifen ersetzen, passt das Rezept für den Eiweißtyp.

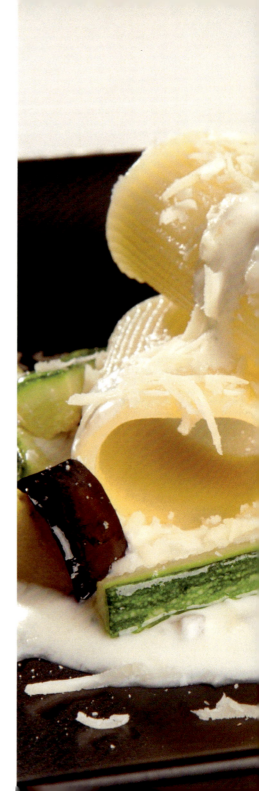

PENNE MIT ZUCCHINI-AUBERGINEN-GEMÜSE

● *Fett: gut* ▲ *Eiweiß: gut* ■ *Kohlenhydrate: nicht jeden Tag*

ZUTATEN FÜR 4 PORTIONEN

2	Zucchini
2	Auberginen
2	Zwiebeln
1 EL	Rapsöl
500 g	Vollkorn-Penne, z. B. Rigate
2	Knoblauchzehen
250 ml	Sojacreme
100 g	Parmesan, gerieben
	Salz, Pfeffer
	Oregano

Zucchini und Auberginen in Streifen schneiden. Zwiebeln in feine Würfel hacken.

Öl in einer Pfanne erhitzen und Auberginen vier Minuten andünsten. Dann die Zucchini dazugeben und weitere acht Minuten anbraten. Währenddessen Penne in Salzwasser bissfest kochen.

In einer kleinen Pfanne mit Öl die Zwiebeln glasig dünsten. Gepressten Knoblauch und die Sojacreme dazugeben. Bei mittlerer Temperatur etwa fünf Minuten köcheln lassen. Parmesan in die Soße geben und mit Salz, Pfeffer und Oregano abschmecken.

Jetzt das Gemüse und die Nudeln vermischen und auf Teller servieren. Soße darüber geben und bei Bedarf mit etwas Parmesan bestreuen.

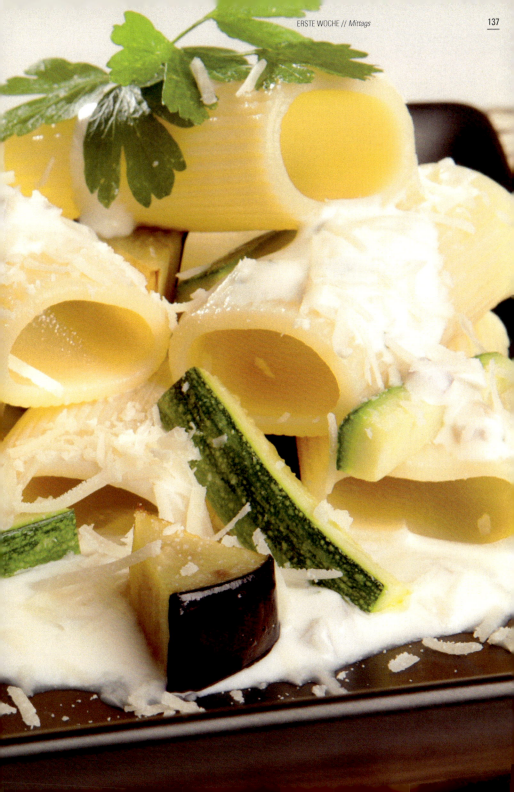

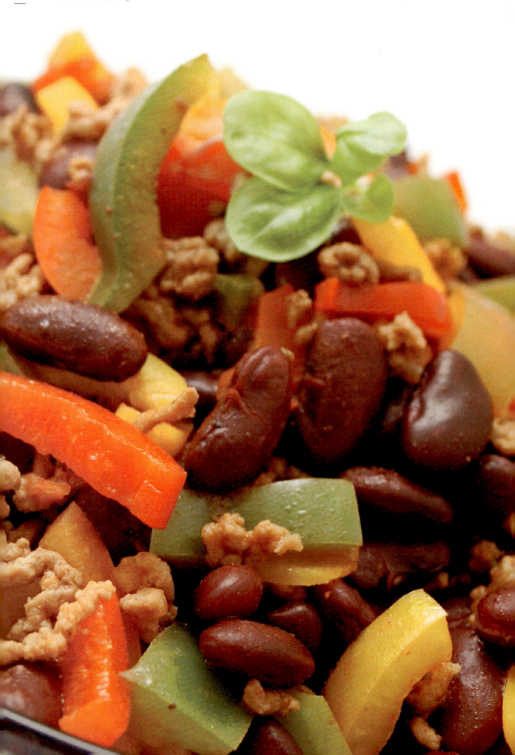

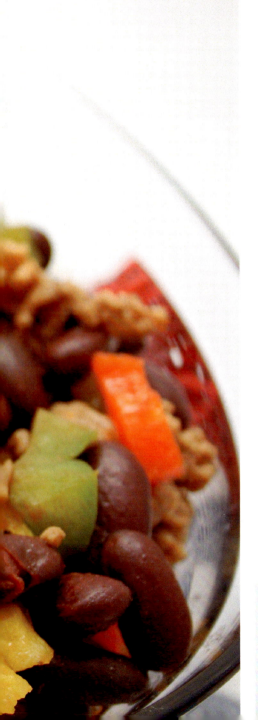

MEXIKANISCHE GEMÜSE-HACKFLEISCH-PFANNE

● *Fett: nicht jeden Tag* ▲ *Eiweiß: nicht jeden Tag*
■ *Kohlenhydrate: nicht jeden Tag*

ZUTATEN FÜR 4 PORTIONEN

3	Paprika, rot
3	Stangen Lauch
500 g	mageres Hackfleisch (Pute oder Rind, kein Gemischtes)
	Salz, Pfeffer
	scharfes Paprikapulver
2 EL	Rapsöl
400 g	Kidney-Bohnen aus der Dose oder frisch
3	Knoblauchzehen
175 ml	Gemüsebrühe
150 ml	Sojacreme

Paprika in mundgerechte Stücke und Lauch in feine Scheiben schneiden. Das Hackfleisch mit Paprikapulver, Salz und Pfeffer pikant würzen.

Das Öl erhitzen und das Hackfleisch darin anbraten bis es krümelig wird. Das Gemüse und die Bohnen dazugeben und nochmals kurz anbraten. Gepressten Knoblauch dazugeben und mit der Gemüsebrühe ablöschen. Sojacreme hinzugeben und 15 Minuten köcheln lassen. Wenn frische Bohnen verwendet werden, verlängert sich die Kochzeit entsprechend. Nochmals mit Salz und Pfeffer abschmecken.

INFO

FETT: Verwenden Sie auf alle Fälle mageres Hack wie z. B. Pute oder Hähnchen

KOHLENHYDRATE: Wenn Sie die Bohnen weglassen, kann das Rezept öfter verwendet werden.

PIKANTER COUSCOUS-GEMÜSE-SALAT

● *Fett: gut* ▲ *Eiweiß: gut* ■ *Kohlenhydrate: nicht jeden Tag*

ZUTATEN FÜR 4 PORTIONEN

500 g	Couscous
600 ml	Gemüsebrühe
2	rote Paprikaschoten
4	Frühlingszwiebeln
1	Dose Mais
2	Knoblauchzehen
3 EL	Tomatenmark
1 TL	Currypaste rot
100 ml	Sojasoße
3 EL	Rapsöl
4 EL	Balsamico-Essig
1 Bund	Petersilie
	Salz, Pfeffer
	Koriander gemahlen

Den Couscous mit der heißen Gemüsebrühe aufgießen und 15 Minuten quellen lassen. Paprikaschoten würfeln und Frühlingszwiebeln in feine Ringe schneiden. Mais abgießen. Aus gepresstem Knoblauch, Tomatenmark, Currypaste, Sojasauce, Rapsöl und Essig eine Marinade anrühren. Den Couscous mit der Marinade gut vermengen, so dass die Soße gut verteilt ist. Jetzt das geschnittene Gemüse und die Maiskörner unterheben. Den Salat mit Salz, Pfeffer und Koriander abschmecken. Zum Schluss die Petersilie klein hacken und unter den Salat heben. Warm servieren.

TIPP

Eine orientalische Note erhält der Salat, wenn einige frische, gehackte Pfefferminz-Blätter unter den Salat gegeben werden.

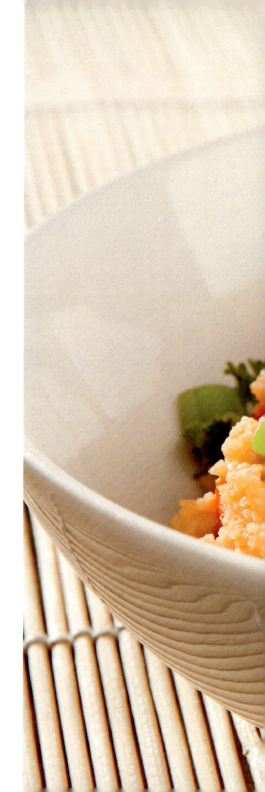

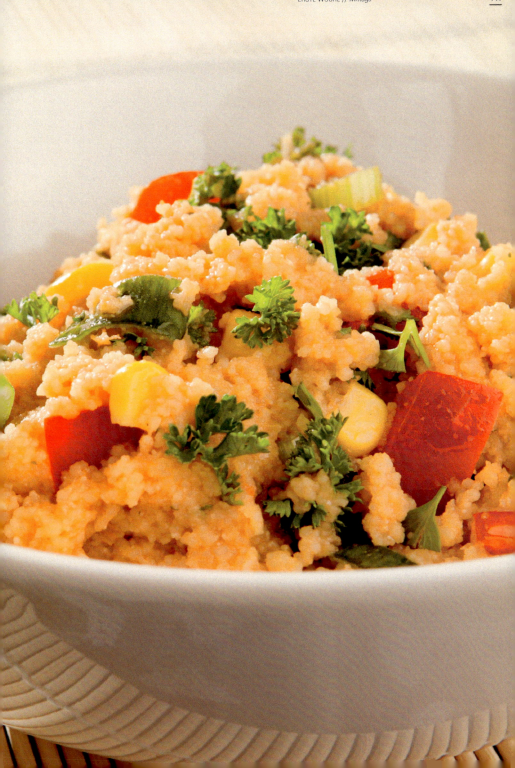

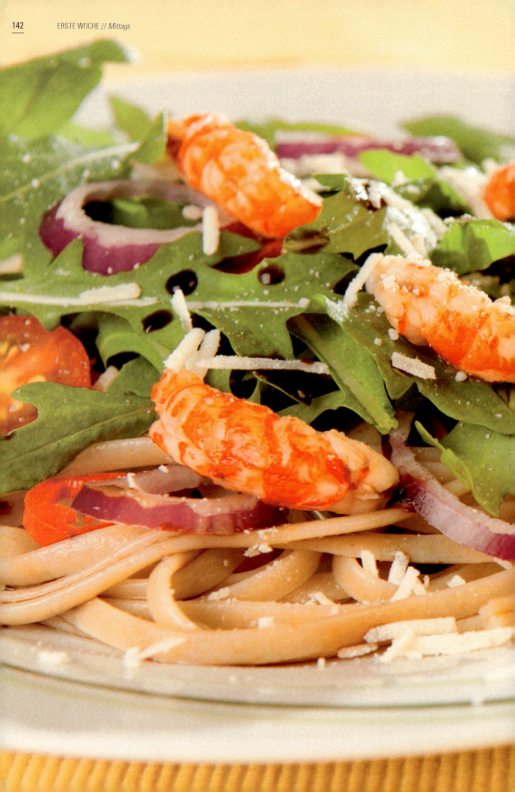

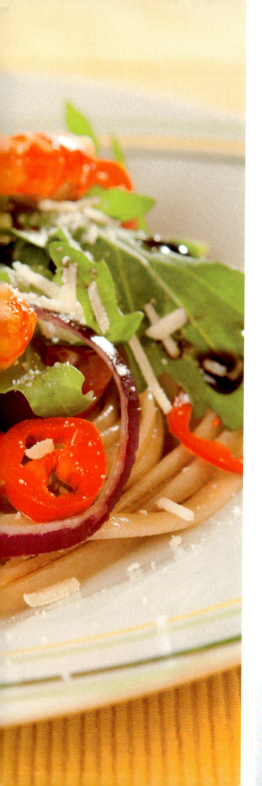

VOLLKORNPASTA MIT FLUSSKREBSEN AUF RUCOLA

● *Fett: gut* ▲ *Eiweiß: nicht jeden Tag* ■ *Kohlenhydrate: nicht jeden Tag*

ZUTATEN FÜR 4 PORTIONEN

500 g	Vollkorn-Linguine oder Vollkorn-Spaghetti
150 g	Rucola-Salat
300 g	Kirschtomaten
1	Zwiebeln
2 EL	Olivenöl
2	Knoblauchzehen
250 g	Flusskrebse
1	Chilischote
1 EL	Balsamico-Essig
	Salz, Pfeffer
	Parmesan (nach Bedarf)

Vollkornnudeln nach Packungsanweisung kochen. Währenddessen Rucola waschen und die Kirschtomaten halbieren. Zwiebeln würfeln und in Olivenöl glasig dünsten. Zerdrückten Knoblauch, das Flusskrebsfleisch und die gehackte Chilischote zu den Zwiebeln geben und kurz mitbraten. Darauf achten, dass der Knoblauch nicht verbrennt.

Die vorbereiteten Kirschtomaten und den Rucola mit in die Pfanne geben und vorsichtig unterheben. Den Balsamico-Essig darüber träufeln.

Die Pasta abgießen und auf dem Teller mit den Flusskrebsen vermengen. Frisch geriebenen Parmesan darüber streuen.

INFO

EIWEISS: Wenn Sie die Flusskrebse weglassen, können Sie das Gericht auch öfter essen.

ABENDS

HÄHNCHEN-GEMÜSE-SPIESSE

● Fett: gut   ▲ Eiweiß: nicht jeden Tag   ■ Kohlenhydrate: gut

ZUTATEN FÜR 4 PORTIONEN

- 500 g Hähnchenfilet
- 1 Zucchini
- 4 kleine rote Zwiebeln
- 2 rote, gelbe oder grüne Paprikaschoten
- 8 Champignons
- 8 Kirschtomaten
- 2 EL Olivenöl
- 8 Holzspieße
- Salz, Pfeffer
- getrocknete Kräuter (Rosmarin, Thymian, Oregano, Kräuter der Provence)

Hähnchen-Fleisch in gleich große Würfel schneiden. Holzspieße in Wasser einweichen.

Zucchini in etwa 1/2 cm dicke Scheiben schneiden. Die Zwiebeln vierteln. Tomaten halbieren. Paprika in mundgerechte Stücke schneiden. Pilze putzen und halbieren.

Fleisch, Gemüse und Pilze abwechselnd auf die gewässerten Holzspieße stecken, so dass sie schön bunt aussehen.

Mit einem Pinsel die Spieße dünn mit dem Öl bestreichen, salzen und pfeffern. Die Spieße auf dem Grill bei mittlerer Hitze etwa 10 Minuten grillen, dabei immer wieder wenden. Kurz vor Ende der Grillzeit mit den Kräutern rund herum bestreuen.

TIPP

Der Spieß lässt sich auch prima mit Obst variieren, wie z. B. Ananas oder Pfirsich. Statt Hähnchen eignen sich auch Garnelen oder Fisch.

INFO

EIWEISS: Wenn Sie das Fleisch weglassen und stattdessen mehr Gemüse, Obst oder Pilze verwenden, können Sie dieses Rezept auch jeden Tag genießen

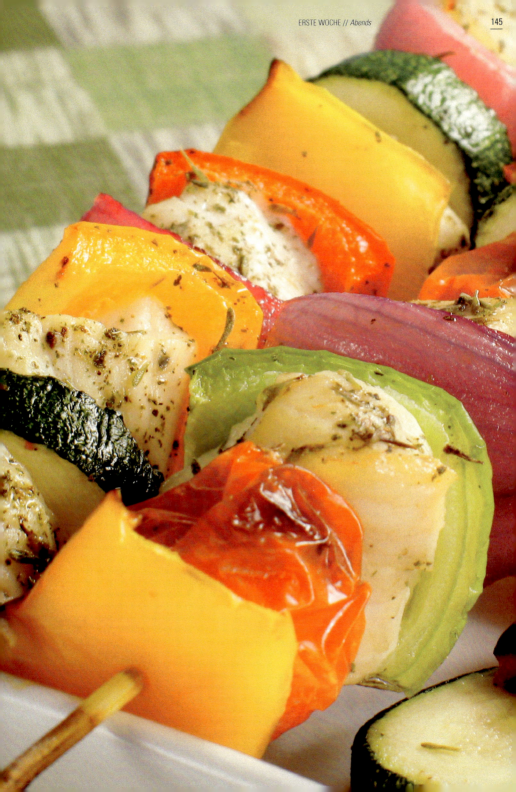

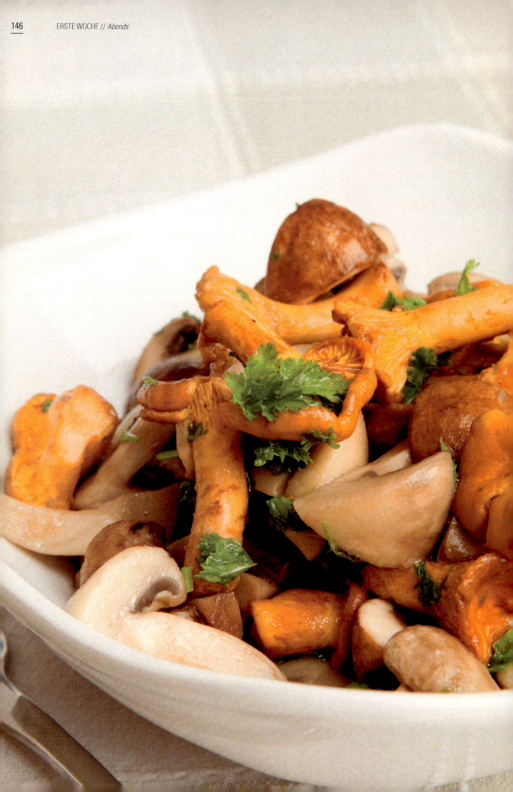

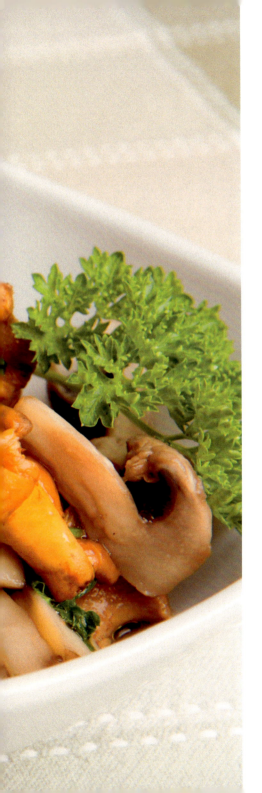

PILZPFANNE MIT PETERSILIE UND MINZE

● *Fett: gut* ▲ *Eiweiß: gut* ■ *Kohlenhydrate: gut*

ZUTATEN FÜR 4 PORTIONEN

800 g	gemischte Pilze (Braune und weiße Champignons, Pfifferlinge, etc.)
1 Bund	Petersilie
3	Knoblauchzehen
5 Blätter	Pfefferminze
2 EL	Rapsöl
	Salz, Pfeffer

Die Pilze putzen und vierteln. Die frische Petersilie und die Minzeblätter fein hacken. Knoblauch in feine Scheiben schneiden. Etwas Rapsöl in einer Pfanne erhitzen und die Pilze darin 5 Minuten andünsten. Knoblauch, Petersilie und Minze dazugeben, gut umrühren und weitere 2 Minuten anbraten. Mit Salz und Pfeffer abschmecken und vor dem Servieren mit frischer Petersilie bestreuen.

TIPP
Das Gericht lässt sich wunderbar auch mit anderen Kräutern, wie Salbei, Rosmarin oder Thymian verfeinern.

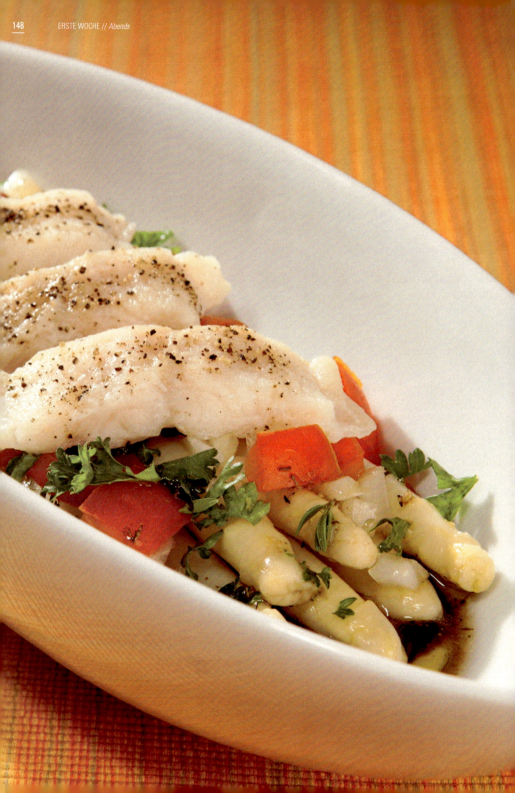

FISCH AUF EINGELEGTEM SPARGEL

● Fett: gut ▲ Eiweiß: nicht jeden Tag ■ Kohlenhydrate: gut

ZUTATEN FÜR 4 PORTIONEN

- 600 g fettarmer Fisch (z. B. Rotbarsch, Seelachs, Zander, Tilapi)
- 600 g Spargel aus dem Glas mit Flüssigkeit
- 6 Tomaten
- 2 Zwiebeln
- ½ Bund Basilikum
- ½ Bund Petersilie
- 1 Zweig Thymian
- 1 Zweig Rosmarin
- 60 ml Olivenöl
- 4 EL Balsamico-Essig
- 3 TL Honig
- 2 Knoblauchzehen
- Salz, Pfeffer

Den Fisch waschen und in mundgerechte Stücke schneiden. Tomaten würfeln und Zwiebeln fein hacken.

Frisches Basilikum, Thymian, Petersilie und Rosmarin fein hacken. Für die Marinade Olivenöl, Essig, Honig, Salz, Pfeffer und gepressten Knoblauch in einer kleinen Schüssel vermischen. Die Kräuter dazugeben und gut verrühren.

Den Spargel mit der Flüssigkeit in eine Pfanne geben und kurz erhitzen. Dann den Spargel aus der Pfanne nehmen, in eine flache große Schüssel (z. B. Auflaufform) legen und mit der Marinade übergießen.

Den Fisch in die heiße Spargelflüssigkeit legen und bei mittlerer Hitze etwa 5 Minuten garen. Den Fisch aus der Pfanne auf den marinierten Spargel legen und servieren.

TIPP

Schmeckt auch sehr gut kalt und lässt sich mit ins Büro nehmen.

▲

INFO

EIWEISS: Der marinierte Spargel schmeckt auch ohne Fisch lecker. Dann ist es ein Rezept für jeden Tag.

KASSELER MIT BUNTEM KRAUTSALAT

● *Fett: gut* ▲ *Eiweiß: gut* ■ *Kohlenhydrate: nicht jeden Tag*

ZUTATEN FÜR 4 PORTIONEN

FÜR DEN KRAUTSALAT

½ Kopf	Weißkohl (ca. 800 g)
3	Karotten
1	große Zwiebel
150 ml	Gemüsebrühe
1 EL	Rapsöl
2	Knoblauchzehen
1 EL	Senf
1 EL	Kümmel
	Salz, Pfeffer

FÜR DAS KASSELER

4	Kasseler
1	Lorbeerblatt
1 ½ Liter	Gemüsebrühe

Kohl sehr fein hobeln, salzen und mit der Hand gut vermengen. Einige Minuten ziehen lassen. Karotten stifteln. Zwiebel fein hacken.

Gemüsebrühe mit einem Lorbeerblatt kochen. Kasselerscheiben hineinlegen und etwa 10 Minuten bei niedriger Hitze ziehen lassen.

Öl in einer Pfanne erhitzen und Zwiebeln darin dünsten. Gepressten Knoblauch und den Senf dazugeben und nochmals kurz mitbraten. Kohl, Karotten und Kümmel zu den Zwiebeln geben und etwa 3 Minuten andünsten. Dann mit heißer Gemüsebrühe ablöschen und weitere 2 Minuten köcheln lassen.

Den Krautsalat in eine Schüssel geben und mit dem Essig vermengen. Bei Bedarf mit Salz und Pfeffer abschmecken. Dann das Kasseler mit dem Kraut auf einem Teller anrichten und mit etwas Petersilie garnieren.

TIPP

Sehr fein schmeckt der Krautsalat, wenn man zum Kraut noch Orangenstücke und etwas Orangensaft dazu gibt.

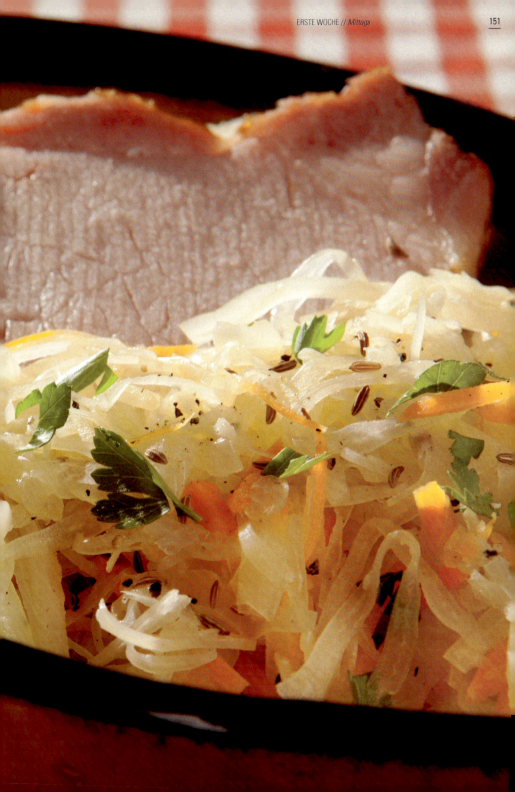

GEMÜSETALER

● Fett: gut ▲ Eiweiß: gut ■ Kohlenhydrat: gut

ZUTATEN FÜR 4 PORTIONEN

300 g	Zucchini
200 g	Karotten
1	Zwiebel
1 Bund	Petersilie
140 g	Vollkornhaferflocken, fein
200 g	Mais
3	Eier
4 TL	Salz
	Pfeffer
2 EL	Rapsöl

Zucchini und Karotten fein hobeln. Zwiebeln fein würfeln und Petersilie hacken.

Alles in eine Schüssel geben. Vollkornhaferflocken, Mais, Eier, Salz und Pfeffer dazugeben und mit den Händen gut verkneten.

Öl in einer Pfanne erhitzen. Einen großen Löffel des Teiges in die Pfanne geben, flach drücken und auf beiden Seiten kross anbraten.

TIPP
Wer es asiatisch mag, kann den Teig mit Currypulver und gemahlenem Koriander würzen.

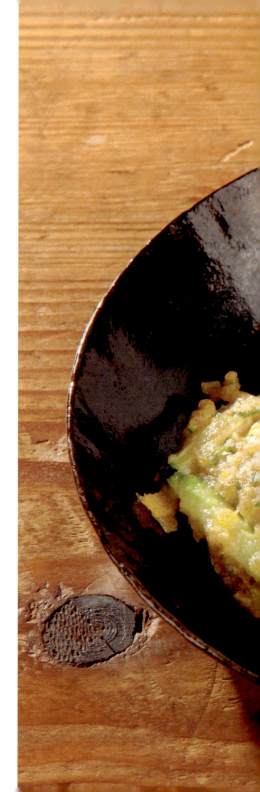

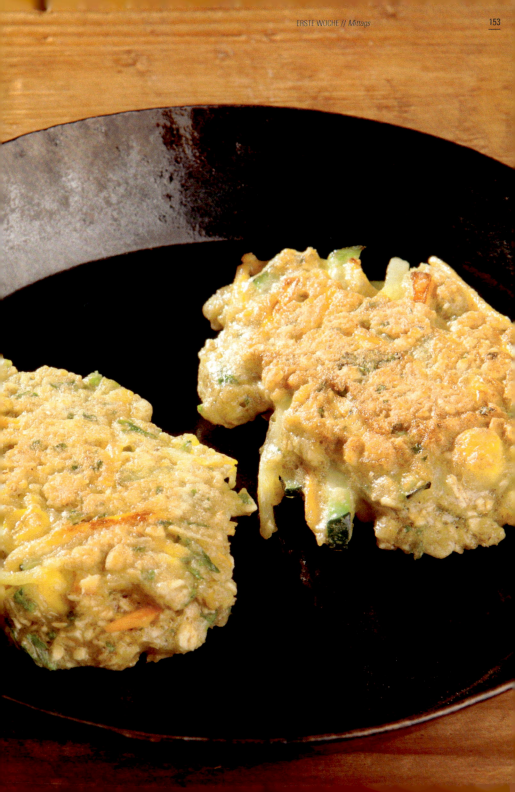

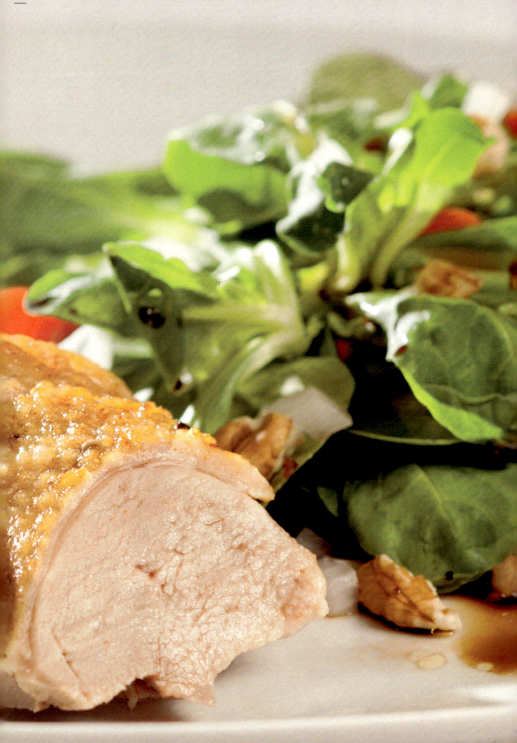

GEBRATENE ENTE AUF FELDSALAT

● *Fett: gut* ▲ *Eiweiß: nicht jeden Tag* ■ *Kohlenhydrate: gut*

ZUTATEN FÜR 4 PORTIONEN

FÜR DIE ENTE

500 g	Entenbrust
	Salz, Pfeffer

FÜR DEN SALAT

300 g	Feldsalat
1	Zwiebel
12	Kirschtomaten
30 g	Walnüsse
3 EL	Rapsöl
2 EL	Balsamico-Essig
	Salz
2	Knoblauchzehen

Backofen auf 200°C vorheizen.

Entenbrust abspülen und trocknen. Mit Salz und Pfeffer einreiben. Mit der Hautseite nach unten in die kalte Pfanne legen.

Pfanne erhitzen und braten bis die Haut knusprig ist. Das Fleisch wenden und kurz auf der anderen Seite anbraten.

Danach in eine feuerfeste Form legen und 15 – 20 Minuten bei 200°C im Backofen garen. Das Fleisch sollte noch leicht rosa sein.

Feldsalat putzen und waschen. Zwiebel würfeln. Tomaten vierteln. Walnüsse grob hacken und kurz in einer Pfanne ohne Fett anrösten.

Zwiebeln, Öl, Balsamico-Essig, Salz und gepressten Knoblauch zu einer Salatsoße verrühren.

Fleisch aus dem Backofen holen, in Alufolie einwickeln und kurz ruhen lassen. Feldsalat auf einem Teller anrichten. Die Soße darüber gießen. Das Fleisch in Scheiben schneiden, neben den Salat legen und servieren.

TIPP
Sie können die Entenbrust vor dem Braten mit frischen Kräutern einreiben.

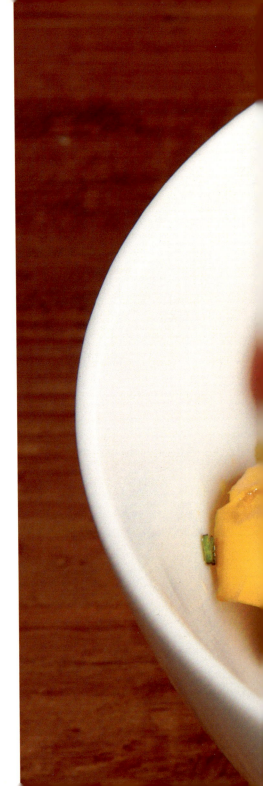

ANTIPASTI AUS DEM BACKOFEN

● *Fett: gut* ▲ *Eiweiß: gut* ■ *Kohlenhydrate: gut*

ZUTATEN FÜR 4 PORTIONEN

200 g	Auberginen
400 g	Zucchini
2	rote oder gelbe Paprikaschoten
300 g	Champignons
100 ml	Olivenöl
2 EL	Balsamico-Essig
3	Knoblauchzehen
1 Zweig	Rosmarin
	Thymian frisch
½	Chilischote
	Salz, Pfeffer

Das Gemüse in mundgerechte Stücke schneiden. Die Pilze putzen und vierteln.

Für die Marinade das Öl und den Balsamico Essig vermengen. Gepresste Knoblauchzehen dazugeben. Die Nadeln des Rosmarinzweiges, frischen Thymian und die Chilischote fein hacken. Salz und Pfeffer dazugeben und alles miteinander vermischen.

Den Backofen auf 175 Grad vorheizen.

Die Gemüsestücke in eine feuerfeste Form geben. Die Marinade darüber verteilen. Das Gemüse hin und her schwenken, so dass es rundherum von der Marinade benetzt ist.

Die Form in den Ofen stellen und 15 Minuten backen. Danach den Backofen ausschalten und das Gemüse weitere 45 Minuten darin ziehen lassen.

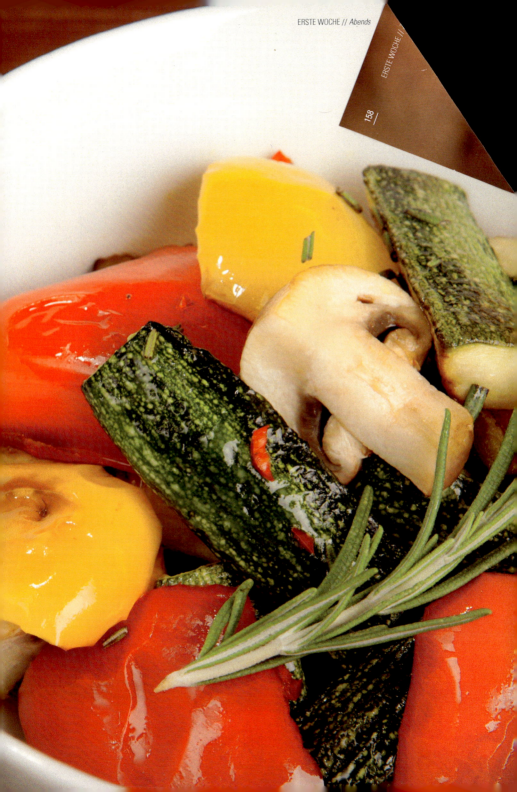

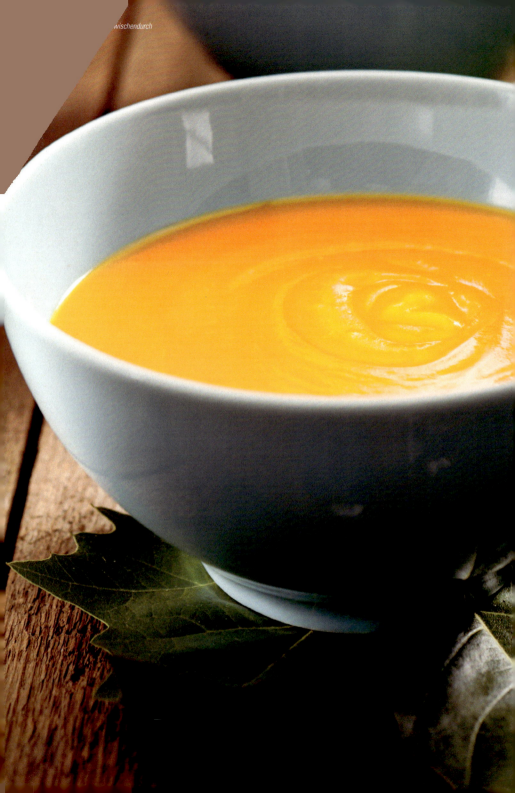

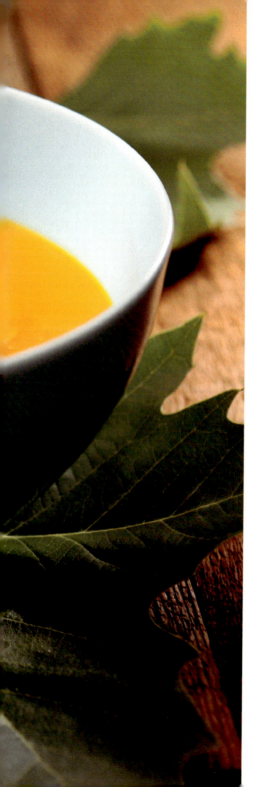

Zwischendurch

KÜRBIS-INGWER-SUPPE

● *Fett: gut* ▲ *Eiweiß: gut* ■ *Kohlenhydrate: gut*

ZUTATEN FÜR 4 PORTIONEN

1200 g	Kürbisfruchtfleisch
5	Karotten
30 g	Ingwer
2	Knoblauchzehen
1	Zwiebel
1 Liter	Gemüsebrühe
100 ml	Sojacreme
	Salz, weißer Pfeffer

Den Kürbis vierteln und die Kerne entfernen. Das Fruchtfleisch von der Schale schneiden und würfeln. Karotten raspeln und Ingwer fein schneiden. Zwiebeln in kleine Würfel schneiden.

Öl in einem Topf erhitzen und die Zwiebeln darin glasig dünsten. Kürbiswürfel, gepressten Knoblauch, Karotten und Ingwer mit in die Pfanne geben und kurz mitgaren. Mit der Gemüsebrühe ablöschen. Bei niedriger Temperatur die Suppe im geschlossenen Topf noch etwa 15 Minuten köcheln lassen.

Wenn der Kürbis weich ist, alles mit einem Stabmixer fein pürieren. Nun die Sojacreme unterrühren und noch einige Minuten kochen. Suppe mit Salz und Pfeffer abschmecken.

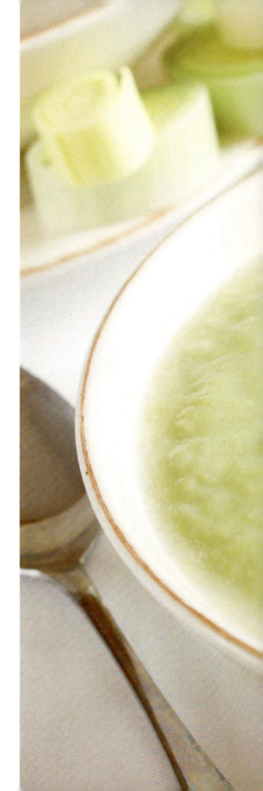

KOKOS-LAUCH-SUPPE

● *Fett: gut* ▲ *Eiweiß: gut* ■ *Kohlenhydrate: gut*

ZUTATEN FÜR 4 PORTIONEN

125 g	Wildreis
3 Stangen	Lauch
3	Frühlingszwiebeln
2	Karotten
3	Zehen Knoblauch
750 ml	Gemüsebrühe
2 TL	Currypulver
1 Messerspitze	Chilipulver
300 ml	Kokosmilch
	Salz, Pfeffer

Wildreis nach Packungsanweisung kochen. Lauch und Frühlingszwiebeln in Ringe schneiden, Karotten raspeln.

Öl in einer Pfanne erhitzen. Karotten, Lauch und Frühlingszwiebeln darin 3 Minuten anbraten. Gepressten Knoblauch dazugeben und mit Gemüsebrühe ablöschen. Currypulver und Chili hinzugeben. Kokosmilch in die Pfanne schütten. Und dann 15 Minuten köcheln lassen. Mit dem Stabmixer kurz pürieren.

Zum Schluss den Reis in die Suppe geben und alles nochmal mit Salz und Pfeffer abschmecken und kurz aufkochen. Einen Klecks Sojacreme auf die Suppe geben und servieren.

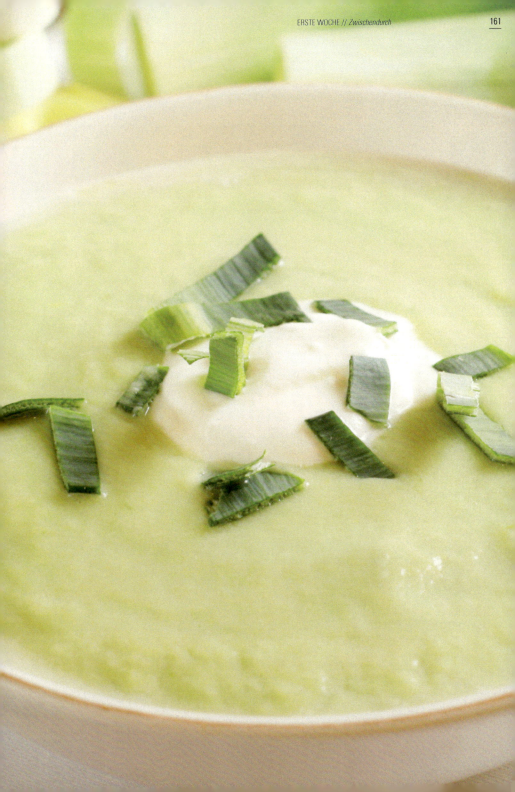

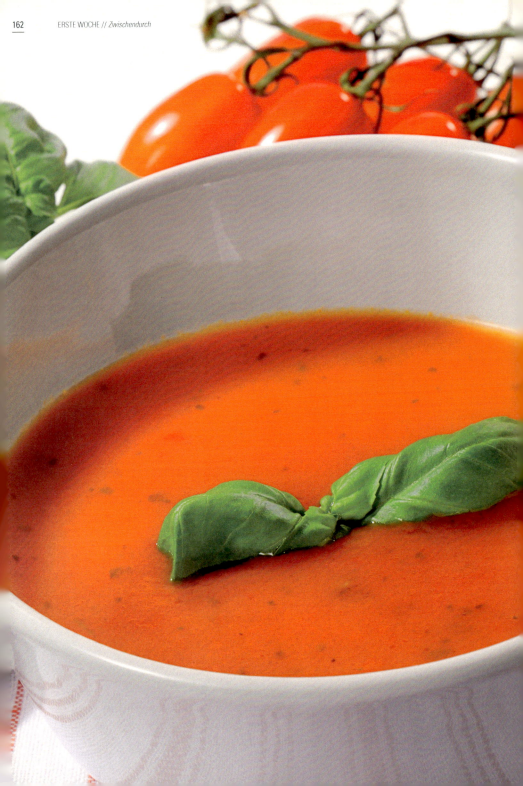

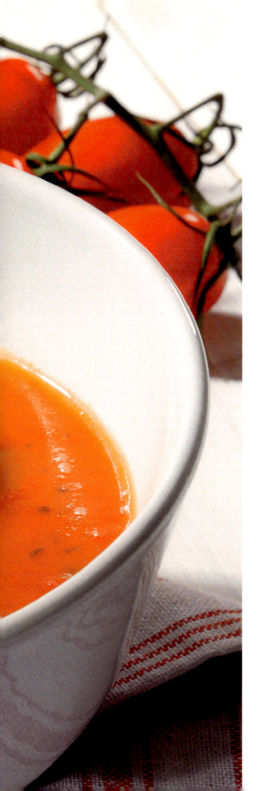

TOMATENSUPPE

● *Fett: gut*   ▲ *Eiweiß: gut*   ■ *Kohlenhydrate: gut*

ZUTATEN FÜR 4 PORTIONEN

750 g	Fleischtomaten
150 g	Stangensellerie
2	Zwiebeln
½ Bund	Basilikum
3 EL	Olivenöl
3 EL	Tomatenmark
2 TL	Oregano
1 TL	Zucker
½ TL	Salz
2	Knoblauchzehen
600 ml	Gemüsebrühe
	Pfeffer

Tomaten mit heißem Wasser übergießen, kalt abschrecken und Haut abziehen. Tomaten, Stangensellerie, Zwiebeln und Karotten klein schneiden. Basilikum fein hacken.

Öl in einer Pfanne erhitzen. Darin zuerst die Zwiebeln, den Sellerie und die Karotten andünsten. Nach einigen Minuten die Tomaten hinzugeben und mitköcheln.

Das Tomatenmark, Oregano, Zucker, Salz und den gepressten Knoblauch in die Pfanne geben und alles gut verrühren. Kurz anbraten, dann mit der Gemüsebrühe ablöschen. Jetzt rund 20 Minuten bei geringer Hitze köcheln lassen. Alles mit dem Stabmixer kurz pürieren, dann Basilikum und Oregano hinzufügen. Mit Salz und Pfeffer abschmecken.

DANKE

» IMMER ZWEI ES SIND.
EIN SCHÜLER UND
EIN MEISTER. «

SO BIN ICH NUN ALLEIN?!
UND DOCH WIEDER NICHT.

IN DANKBARER ERINNE-
RUNG AN DEN,
DER MICH LEHRTE,
DER GEDULDIG BLIEB,
DER IMMER AN MICH
GLAUBTE.

Autoren

ERIC STANDOP

Der examinierte Pädagoge, geboren 1966, begann seine berufliche Laufbahn als Journalist und Radiomoderator, ehe er in die Unterhaltungsbranche wechselte. Schnell gelang ihm der Aufstieg ins höhere Management. So arbeitete er in vielen Unternehmen in leitenden Funktionen, zuletzt in der Computerspiele-Industrie. Auf dem Höhepunkt seiner Karriere veranlassten ihn jedoch Krankheiten und das Gefühl von Oberflächlichkeit, diese abrupt zu beenden. Er fühlte sich unglücklich, stieg aus und beschäftigte sich zunächst aus persönlichem Interesse mit Ernährungstheorien, Entspannungstechniken, Hypnose und dem Gesichtlesen. Er bereiste die Welt und fand in einem geduldigen Gesichtlesen-Meister einen Mentor, der ihn diese uralte Technik über Jahre lehrte. Durch ihn lernte er, wie sich Gesundheit, Ernährung, aber auch Persönlichkeit, Talente und Lebensaufgaben am Gesicht eines jeden Menschen erkennen lassen.

Heute berät und unterrichtet Eric Standop als Gesichtleser selbst Menschen an vielen Orten in Europa und Asien. Dabei nutzt er die in Europa bekannten Vorgehensweisen ebenso wie das Siang Mien, das chinesische Gesichtlesen, mit dem er ebenfalls vertraut ist. Außerdem ist er Lehrbeauftragter für Entspannungstechniken an der Pädagogischen Hochschule in Karlsruhe.

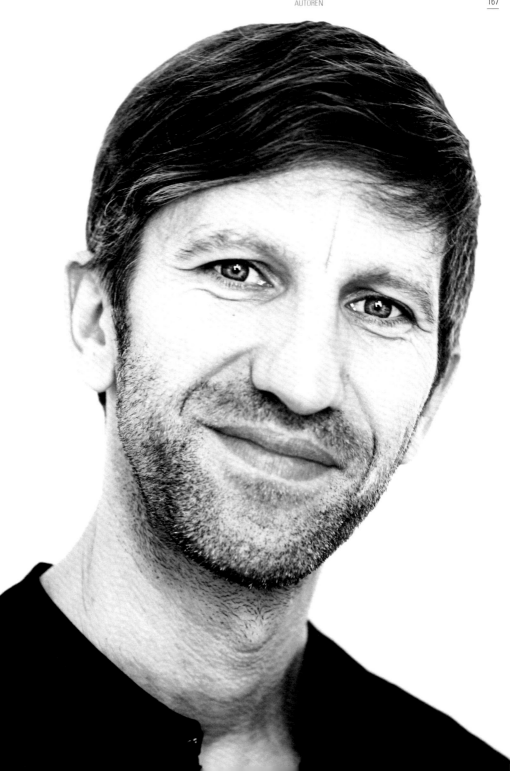

BIRGIT DICKEMANN-WEBER

Die studierte Sozialpädagogin und Juristin (Jg. 1971) unterstützt seit Beginn ihrer beruflichen Tätigkeit Menschen in ihrer Berufswahl und der Erarbeitung und Umsetzung von Lebenszielen. Seit zehn Jahren ist sie als freie Dozentin und Beraterin in Unternehmen und Kammern tätig.

Ihr Anliegen ist es, Ihren Seminarteilnehmern eine stets positive Lebenseinstellung zu vermitteln. Dies gilt auch für eine gesunde Ernährung, die eine entscheidende Grundlage bildet, um mit innerer Gelassenheit Herausforderungen zu begegnen.

Auch aus diesem Grund beschäftigt sie sich mit dem Wissen um Pflanzen und Kräuter und deren heilende Wirkung. Diese Kenntnisse flossen bereichernd in die Ausarbeitung von FACE FOOD ein.

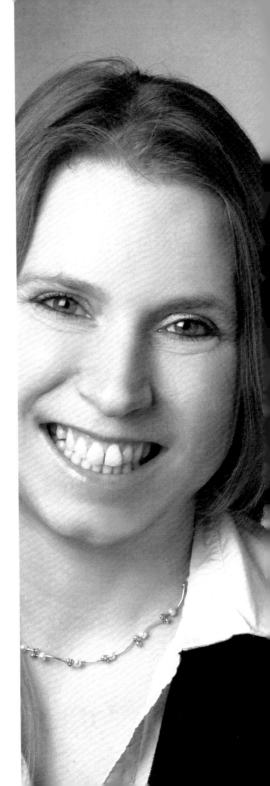

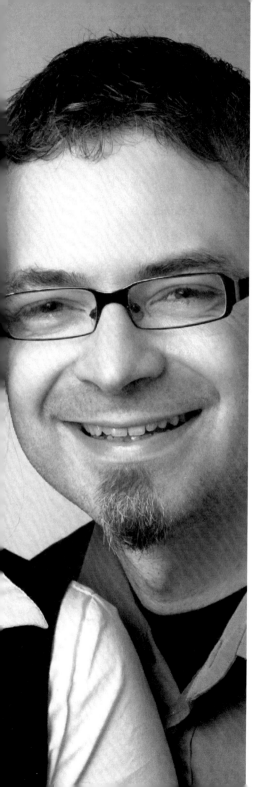

DIRK WEBER

Direkt nach dem Studium der Betriebswirtschaft begann Webers (Jg. 1971) Aufstieg in Führungspositionen verschiedener Unternehmen. Mit Eric Standop verbindet ihn die Erkenntnis, dass eine Karriere in der Wirtschaft nicht sein Lebensziel ist und letztlich gar seiner Gesundheit schadete.

Auch er vollzog einen Schnitt, kündigte seinen Posten auf höherer Managementebene, und folgte seinem inneren Ruf, um wieder mehr Balance zu finden. Seine kreative Neugier und seine Leidenschaft für das Kochen, die er mit seiner Frau teilt, führten schnell zu der Idee an FACE FOOD mitzuarbeiten und Rezepte zu kreieren.

Früher als Leistungssport betrieben, übt er heute wieder das Bogenschießen als Entspannungstechnik aus. Im Rahmen des Seminar-Angebots von Restart Life lehrt er nun selbst diese Techniken.

MEHR INFORMATIONEN FINDEN SIE IM INTERNET:

www.restart-life.de

www.readtheface.com

LITERATUR-
NACHWEIS

Michio Kushi
Your face never lies
Avery trade, 1983

Jean Haner
The wisdom of your face
Hay House, 2008

Liu Bangming
Inspection of the face and body for diagnosys of diseases
New World press, 2002

Annemarie Colbin
Food and Healing
Ballantine Books, 1986

Harold J.Reilly
Edgar Cayce Handbook for Health through drugless therapy
A.R.E. Press, 2008

William A. McGarey
Edgar Cayce on Healing Foods
A.R.E. Press, 2008

Natasha Kyssa
The simply Raw living foods Detox Manual
Arsenal Pulp Press, 2009

Penny Shelton
Raw food cleanse
Ulysses Press, 2010

Ferronato, Natale
Praxis der Pathophysiognomik
Haug Verlag, Stuttgart, 2007

Tepperwein, Kurt
Die Botschaft deines Körpers
Mvg, München, 2005

Robert M.Bachmann
Fasten und Heilen nach F.X.Mayr
Knaur, 2006

Irmgard Zierden
Einfach schön mit F.X.Mayr
Haug, 2004

Irsula Wetter
Gesund abnehmen nach dem Stoffwechseltyp
AT Verlag, 2007

Dr. Karin Stalzer
Was den einen nährt, macht den anderen krank
Windpferd, 2007

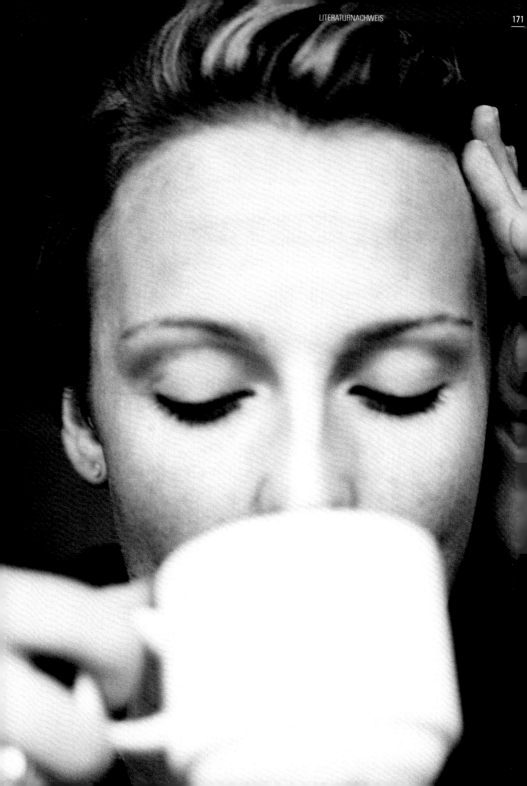

IMPRESSUM

© Restart Life Publishing, Bretten

Alle Rechte vorbehalten. Nachdruck oder Übersetzung, auch auszugsweise, sowie Verbreitung durch Film, Funk, Fernsehen und Internet, durch fotomechanische Wiedergabe, Tonträger und Datenverarbeitungssysteme jeder Art nur mit schriftlicher Genehmigung des Verlages.

Autoren:
Eric Standop, Dirk Weber,
Birgit Dickemann-Weber

Fotos Rezepte:
Henry Graffmann

Zeichnungen:
Stefan Holzmeier

Foodstyling:
Dirk Weber, Birgit Dickemann-Weber

Art Director:
Teresa Kuntze

Koordination / Layout:
Daniela Alexandra Jenkac

Lektorat:
Bernd Hocke

Druck und Bindung:
Esser Druck, Bretten

ISBN 978-3-00-033378-1
1. Auflage 2010

Webseite des Verlages: www.restart-life.de

Bildnachweise:

Cover vorne Henry Graffmann, S. 27 DHU Deutsche Homöopatische Union, Karlsruhe, S. 78 Richard Pilnick (www.richardpilnick.com), Rezeptbilder S. 122-137, 140-143, 146-157 Henry Graffmann; S. 138 fotolia; S. 168 Sabine Meier - focus Fotostudio; Zeichnungen Stefan Holzmeier; alle anderen Bilder von IStockPhotos

Wichtiger Hinweis:

Die Methoden, Gedanken, Hinweise und Vorschläge in diesem Buch wurden nach bestem Wissen erstellt und mit größtmöglicher Sorgfalt überprüft und stellen die Erfahrung und Meinung der Autoren dar. Sie bieten jedoch keinen Ersatz für kompetenten medizinischen Rat. Jeder Leser/jede Leserin ist für das eigene Tun und Lassen auch weiterhin selbst verantwortlich. Weder Autoren noch Verlag können für eventuelle Nachteile oder Schäden, die aus den im Buch gegebenen praktischen Hinweisen resultieren, eine Haftung übernehmen. Die Angaben in diesem Buch erfolgen ohne Gewährleistung oder Garantie für Schäden an Sachen, Personen oder Vermögen.